SOBED

Sociedade Brasileira de
Endoscopia Digestiva

HISTÓRIA da SOBED

Thieme Revinter

SOBED

Sociedade Brasileira de
Endoscopia Digestiva

HISTÓRIA da SOBED

GLACIOMAR
MACHADO

Professor Titular de Gastroenterologia pela Universidade Federal do Rio de Janeiro (UFRJ)
Ph.D. pela Universidade de Bristol – Inglaterra
Membro Titular da Academia Nacional de Medicina (Cadeira 18)
Membro Fundador, Titular Especialista, Honorário e Emérito da SOBED
Organizador e Presidente do I Seminário Brasileiro de Endoscopia Digestiva – Rio de Janeiro, RJ, 1973
Membro Fundador e Primeiro Presidente do Capítulo do
Rio de Janeiro da SOBED, 1980-1982
Presidente Nacional da SOBED, 1982-1984
Presidente da V Semana Brasileira do Aparelho Digestivo (SBAD) – Rio de Janeiro, RJ, 2002
Membro Honorário da American Society of Gastrointestinal Endoscopy (ASGE), 2004
Fundador da Sociedade Interamericana de Endoscopia Digestiva (SIED), 1973
Presidente da Sociedade Interamericana de Endoscopia Digestiva (SIED), 1987-1989
Secretário Geral da Organização Mundial de Endoscopia Digestiva (OMED/WEO), 1986-1990
Vice-Presidente da Organização Mundial de Endoscopia Digestiva (OMED/WEO), 1990-1994
Presidente da Organização Mundial de Endoscopia Digestiva (OMED/WEO), 1998-2002
Presidente-Honorário da Organização Mundial de Endoscopia Digestiva (OMED/WEO), desde 2005
Presidente da Associação de Gastroenterologia do Rio de Janeiro, 1996-1998
Governor do American College of Gastroenterology, 1986-1990
Membro Emérito do Colégio Brasileiro de Cirurgiões (CBC)

Thieme
Rio de Janeiro • Stuttgart • New York • Delhi

Dados Internacionais de Catalogação na Publicação (CIP)

M149h

Machado, Glaciomar
História da SOBED / Glaciomar Machado – 1. Ed. – Rio de Janeiro – RJ: Thieme Revinter Publicações, 2019.

162 p.: il; 20,5 x 27,5 cm.
ISBN 978-85-5465-131-2

1. História – Sociedade Brasileira de Endoscopia Digestiva. I. Título.

CDD: 906
CDU: 061.231:61(81)(091)

Contato com o autor:
nagladir@terra.com.br

Rua do Matoso, 170, Tijuca
20270-135, Rio de Janeiro – RJ, Brasil
http://www.ThiemeRevinter.com.br

Thieme Medical Publishers
http://www.thieme.com

Capa: Paulo Vermelho e Thieme Revinter Publicações Ltda.

Impresso no Brasil por Gráfica Santa Marta Ltda.
5 4 3 2 1
ISBN 978-85-5465-131-2

AGRADECIMENTOS

Aos pacientes pelo constante estímulo ao nosso aprimoramento médico, ao desenvolvimento tecnológico e à criação de novas técnicas, mas, sobretudo, fonte inesgotável do exercício do amor ao próximo.

Aos sobedianos, pela tenacidade na manutenção de seus ideais dentro da ética e da melhor qualificação, o meu reconhecimento.

Em tempo:

Estendo os meus agradecimentos aos Presidentes Ramiro Mascarenhas, João Carlos Andreolli, que deixou muitas saudades, Flavio Ejima e Jairo da Silva Aires, por terem acreditado neste projeto; à sempre lembrada e presente Nair, minha mãe, à Dirceu, meu irmão, companheiros incansáveis e intensos participantes da "história da SOBED" desde a sua fase embrionária, e à doce e suave Heloisa, por sua paciência em ouvir as minhas narrativas e por seu constante estímulo à produção desta obra.

APRESENTAÇÃO

"Study the past if you would divine the future"
Confucio, 551–479 A.C.

A perpetuação da memória de um país, é feita por meio de atos cívicos amplamente divulgados, basicamente, no ensino fundamental. Em nosso País, tal atividade vem sendo progressivamente abolida.

Quantos se recordam da data – dia e ano – em que Tiradentes, o mártir da independência, foi executado? Data da fundação de Brasília e seu idealizador? O presidente, Juscelino Kubitschek era médico, como nós... mas, que especialidade exercia? E quanto à II Grande Guerra Mundial, que vitimou milhões de pessoas, quem se lembra o que foi o DIA D, tão explorado em filmes?

Já faz parte de nossa cultura dizer que no Brasil não temos memória...

E quanto à Sociedade Brasileira de Endoscopia Digestiva, quantos conhecem a história de sua fundação? O que motivou a sua existência? Quais foram os primeiros passos tomados nesse sentido? Quantos se envolveram em sua criação?

Conhecedor e ativo participante destes acontecimentos, decidi fazer a narrativa da história da criação e fundação de nossa SOBED. Relatei os meus planos a dois ex-presidentes, Ramiro Mascarenhas e o saudoso João Carlos Andreolli, que, imediatamente, apoiaram a minha ideia. Entretanto, apesar de meus esforços para encontrar a desejada documentação entre os meus arquivos, não me foi possível materializar o nosso sonho durante suas gestões. Com o continuado e decisivo apoio de Jairo da Silva Alves e, particularmente, de Flávio Ejima, estou dividindo com vocês, sobedianos, a história da concretização dos ideais de todos nós – a fundação de uma entidade que fosse calcada em alguns princípios básicos, dentre os quais, salientamos:

- Representar os endoscopistas junto às demais sociedades médicas, nossas coirmãs, tanto no Brasil quanto no exterior.
- Cuidar da implantação desta fascinante especialidade que abraçamos, estimulando o desenvolvimento de centros de treinamento para formação de profissionais qualificados e respeitados.
- Promover e divulgar a atualização do conhecimento por meio de congressos, cursos e demonstrações "ao vivo".
- Aferir a qualificação de novos especialistas por intermédio de concursos para obtenção do título de especialista em endoscopia digestiva.

- Divulgar os programas que envolvem a especialidade em benefício da população, obedecendo os princípios éticos que norteiam a medicina.
- Zelar para que os endoscopistas tenham locais dignos de trabalho e que suas atividades recebam uma remuneração justa, estabelecida por uma tabela de honorários.

Com esses ideais, a SOBED foi concebida e tem sido conduzida, até os dias de hoje, por sucessivas diretorias executivas, todas elas comprometidas em aprimorar esses ideais, como veremos nos capítulos que compõem este livro.

Glaciomar Machado

PREFÁCIO

Desde Hipócrates (460–375 a.C.) – o pai da medicina – a ciência caminha graças à genialidade dos pesquisadores e à disseminação do conhecimento dos mestres. Por vezes, um descobre e o outro transmite. Às vezes, a transmissão é feita pelo próprio criador. Ambos, criadores e disseminadores da ciência médica, foram e são fundamentais no avanço imensurável, ao longo dos séculos, da assistência universal aos desvalidos.

Durante séculos a humanidade viveu apenas do conhecimento fantástico dos sinais e sintomas, ou seja, da boa prática semiótica. Porém, a partir do século XIX, com a descoberta dos Raios X (Röntgen – 1895) e dos métodos endoscópicos (Philipp Bozzini – 1805), passamos a desvendar o interior de nosso corpo.

No Brasil, a endoscopia digestiva começa sua trajetória inigualável a partir de 1970 (Congresso de Araxá). Desde então, os Professores José Martins Job (RS), Glaciomar Machado (RJ), Akira Nakadaira (SP) e José Meirelles (SP) iniciam um trabalho incansável junto à Federação Brasileira de Gastroenterologia (FBG) para transformar a "nova" Endoscopia Digestiva em uma Seção de nossa entidade máxima. Como parte desta luta incansável, em 1973, Glaciomar Machado organiza o I Seminário Brasileiro de Endoscopia Digestiva no anfiteatro do Ministério de Educação e Cultura, no Rio de Janeiro.

No III Seminário Brasileiro, em 1975, com as lideranças de José Martins Job, Luiz Felipe de Paula Soares, Olival Leitão e Glaciomar Machado e contando com o apoio de mais 10 especialistas, deu-se a criação de uma sociedade independente, a Sociedade Brasileira de Endoscopia Digestiva, a nossa querida e consagrada SOBED, mercê o parecer desfavorável à criação da Secção de Endoscopia na FBG, emitido pelo Prof. Clodoaldo Beckmann. Consagra-se um grupo – os 14 de Curitiba!

Em anos subsequentes, na intenção de firmá-la em terra fértil, a Diretoria Executiva da gestão Glaciomar Machado (Luiz Artur Juruena de Matos – secretário e Alexandre Abrão Neto – Tesoureiro) e outros colegas, a se destacar Flávio Quilici, José Martins Job, José Meirelles, Akira Nakadaira, Jerônimo de Martins de Andrade, Celso Afonso de Oliveira, Luiz Luna e Luiz Felipe de Paula Soares dão vida ao sonho, organizam a entidade, criam seus novos estatutos, e com o Professor Mario Barreto Corrêa Lima (gastroenterologista) na presidência da Associação Médica Brasileira (AMB), Glaciomar Machado e sua Diretoria conseguem o tão sonhado e necessário reconhecimento da Endoscopia Digestiva como nova especialidade médica.

Em 1988, a sede da SOBED em São Paulo é adquirida por Kiyoshi Hashiba.

Estes homens, com o ímpeto dos desbravadores, conseguiram transformar uma "Seção da Gastroenterologia Nacional" em uma reconhecida especialidade clínico-terapêutica.

Parafraseando o inglês Winston Churchill (1874-1965): "*Quanto mais você olhar para trás, mais para frente você vai ver*".

Com esta revisão histórica e fundamental da SOBED, inicia-se uma nova etapa, escrita por novos personagens, mas estimulada e alicerçada nos ensinamentos de seus pioneiros.

José Galvão-Alves

COLABORADORES

FLAVIO H. EJIMA
Gastroenterologista do Instituto Hospital de Base – Brasília, DF
Membro Titular da SOBED
Presidente da SOBED (Gestão: 2017-2018)

GUSTAVO W. EJIMA
Acadêmico de Medicina da Faculdade de Medicina (UniCEUB), DF

JAIRO SILVA ALVES
Doutor em Gastroenterologia pela Faculdade de Medicina da Universidade Federal de Minas Gerais (FMUFMG)
Membro do Serviço de Endoscopia do Instituto Alfa de Gastroenterologia, Hospital das Clínicas, UFMG
Membro Titular e Vice-Presidente da SOBED (Gestão: 2017-2018)
Presidente Eleito da SOBED (Gestão: 2019-2020)

JOSÉ GALVÃO-ALVES
Professor Titular de Gastroenterologia da Pontífica Universidade Católica do Rio de Janeiro (PUC-Rio)
Membro Titular da Academia Nacional de Medicina (Cadeira 51)
Ex-Presidente da Associação de Gastroenterologia do Rio de Janeiro
Secretário Geral da SBAD (Rio de Janeiro, 2002)

JOSÉ MARTINS JOB *(IN MEMORIAM)*
Professor Titular de Clínica Médica da Universidade Federal do Rio Grande do Sul (UFRGS)
Fundador e Diretor do Instituto de Gastroenterologia do Hospital-Escola da UFRGS
Chefe do Serviço de Gastroenterologia do Hospital de Clínicas da UFRGS
Membro Fundador, Titular-Especialista e Honorário da SOBED
Primeiro Presidente Nacional da SOBED
Um dos Introdutores da Moderna Endoscopia no Brasil (Gastrocâmara, tema-livre, XIX Congresso Brasileiro de Gastrenterologia, Salvador, 17-22 julho de 1967)
Fundador da Sociedade Interamericana de Endoscopia Digestiva (SIED)
Presidente da Sociedade Interamericana de Endoscopia Digestiva (SIED)
Secretário-Geral da Organização Mundial de Endoscopia Digestiva (OMED/WEO) (1974-1976)

KIYOSHI HASHIBA
Professor Livre-Docente do Departamento de Cirurgia da Faculdade de Medicina da Universidade de São Paulo (FMUSP)
Professor-Associado do Departamento de Cirugia da FMUSP
Diretor do Serviço de Endoscopia do Hospital Sírio Libanês
Membro Titular desde 1983 e Presidente da SOBED (Gestão: 1988-1990)
Fellow da American Society for Gastrointestinal Endoscopy (FASGE)

LUIZ FELIPE DE PAULA SOARES
Professor Aposentado de Gastroenterologia da Universidade Federal do Paraná (UFPR)
Membro Fundador e Emérito da SOBED
Presidente da SOBED
Presidente do Capítulo da SOBED e da FBG do Estado do Paraná

RICARDO A. DIB
Coordenador de Endoscopia do Hospital Santa Paula – São Paulo, SP
Chefe do Serviço de Endoscopia do Hospital Ipiranga – São Paulo, SP
Diretor de Sede da SOBED

THIAGO F. SECCHI
Endoscopista do Hospital 9 de Julho – São Paulo, SP
Membro Titular da SOBED
Tesoureiro da SOBED (Gestão: 2017–2018)

SUMÁRIO

SUMÁRIO DE FIGURAS

Documentos

SOBED

Sociedade Brasileira de Endoscopia Digestiva

HISTÓRIA da SOBED

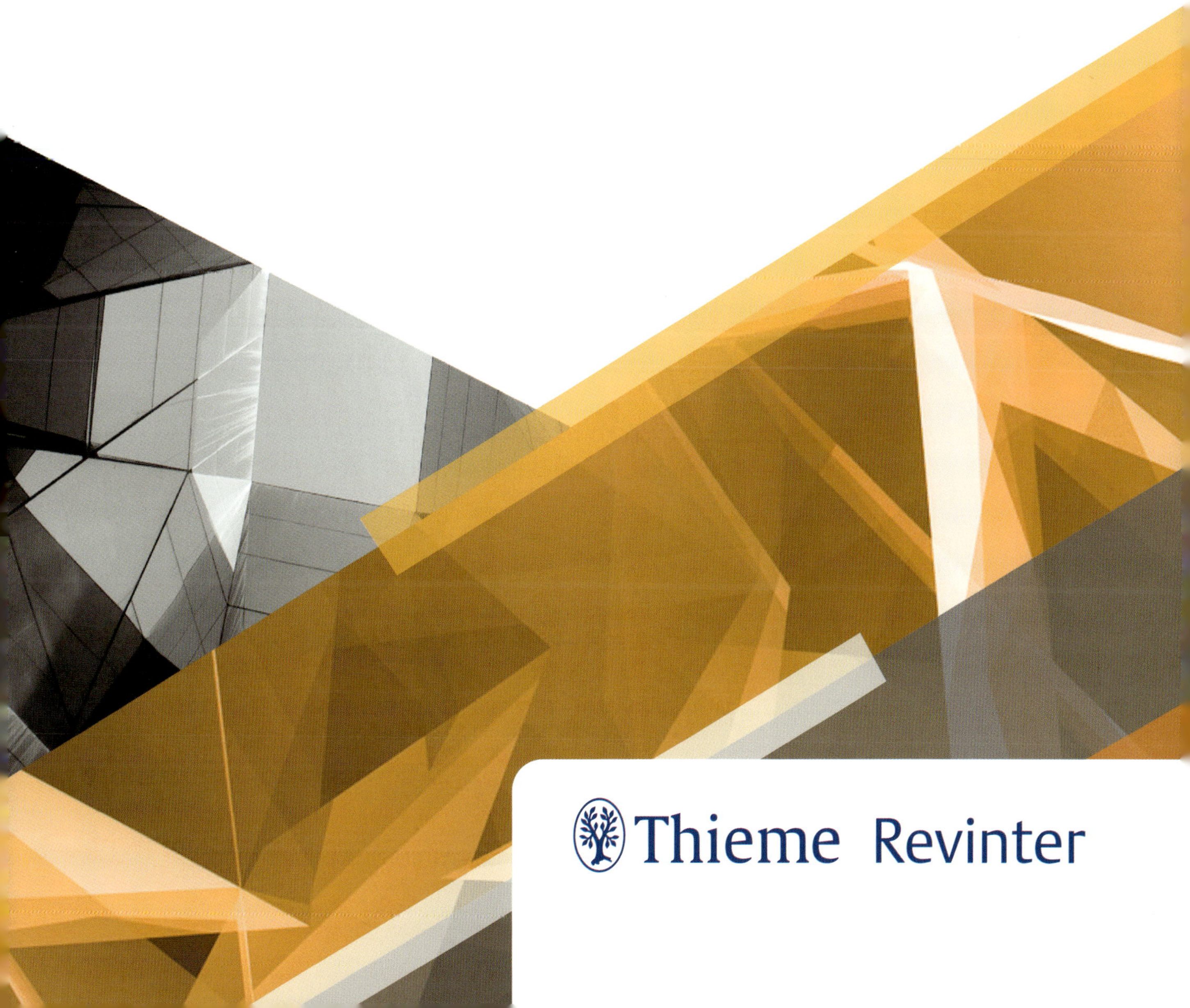

Thieme Revinter

1 COMO TUDO COMEÇOU

Glaciomar Machado

POR QUE FORMAR UMA SOCIEDADE DE ENDOSCOPIA DIGESTIVA?

A endoscopia digestiva era considerada, até o início dos anos 60, um método exótico. Os pacientes eram tratados conservadoramente ou por algum tipo de intervenção cirúrgica.

Entretanto, em cerca de 150 anos (as experiências iniciais realizadas por Kussmaul datam de 1869), a endoscopia digestiva passou vertiginosamente da utopia à realidade. Dentre os fatores responsáveis por tal evolução, destacam-se *o expertise* dos endoscopistas e o notável avanço tecnológico do instrumental utilizado para os diferentes procedimentos endoscópicos. Os primeiros resultaram da criação de numerosos centros de treinamento distribuídos em praticamente todos os continentes, do aprimoramento constante das técnicas de ensino da especialidade e, paralelamente, dos processos de avaliação dos novos endoscopistas e do credenciamento dos serviços de endoscopia digestiva; os segundos representados pela incorporação definitiva das fibras óticas aos aparelhos nas décadas de 1960 e 1970.

Toda esta revolução tecnológica, possibilitando a sofisticação dos procedimentos endoscópicos e a incorporação de novas técnicas, aliada a um número cada vez maior de endoscopistas capacitados, resultou em uma explosão de publicações científicas, congressos, seminários, simpósios, cursos e atividades sociais. Tornava-se evidente a crescente necessidade da organização associativa daqueles que aderiram a este renovado método. Rapidamente, sociedades de endoscopia digestiva começaram a proliferar em diversos países.

No Brasil não foi diferente: a partir da introdução das gastrocâmeras, fabricadas pela casa Olympus, na década de 1960, independentemente por José Martins Job e por Akira Nakadaira, e das gastrocâmeras associadas aos gastroscópios, que possibilitavam a documentação fotográfica, introduzidas por Glaciomar Machado, o número de gastroenterologistas que adotou estes novos métodos, cresceu ainda que lentamente. Assim, seria mais do que natural que, num futuro próximo, os endoscopistas quisessem ter uma entidade que os congregasse e representasse.

AS PRIMEIRAS COMUNICAÇÕES EM CONGRESSOS NO BRASIL (TEMAS-LIVRES)

A cidade de Salvador desempenhou papel importante na história da SOBED, pois foi lá que, numa das sessões de temas-livres do XIX Congresso Brasileiro de Gastrenterologia (17 a 22 de julho de 1967), foram apresentados os dois primeiros trabalhos versando sobre **gastrocâmara** em congressos brasileiros desta especialidade: o primeiro deles, de autoria de José Martins Job e o segundo, de Akira Nakadaira e Schlioma Zaterka. Estive presente em ambas as apresentações, pois, em outubro de 1966, o Prof. José de Paula Lopes Pontes havia adquirido o modelo GTF-A (Olympus) para o seu Serviço (4ª Cadeira de Clínica Médica da Faculdade de Medicina da então Universidade do Brasil), no qual eu era o responsável e realizava gastroscopias com o gastroscópio semiflexível de Schindler. A burocracia da importação resultou na utilização da nova aparelhagem somente a partir de fevereiro de 1967. Portanto, era evidente, o meu interesse em assistir a apresentação destes temas-livres. Constatei, e é interessante frisar, que estas comunicações não causaram, no público presente, o impacto que delas se esperava.

Mas o interesse dos gastroenterologistas brasileiros pela *nova endoscopia japonesa e seus aparelhos* foi progressivamente aumentando. Nos Congressos Brasileiros que se seguiram e realizados em 1968 em São Paulo, em 1969 em Recife e, em 1970 em Araxá, as publicações oficiais registraram a inscrição, nas sessões de temas-livres, de cerca de 6 (seis) trabalhos sobre o tema em cada um deles.

O CONGRESSO BRASILEIRO DE GASTRENTEROLOGIA EM ARAXÁ

Os gastrenterologistas que compunham a diretoria da FBG ficaram impressionados com este "novo" método diagnóstico e o incluiu no programa científico do XXII Congresso Brasileiro de Gastrenterologia, realizado em Araxá, MG, em uma atividade em 01 de setembro de 1970 – o colóquio ***Gastrocâmara*** (Fig. 1-1), que teve José Martins Job como presidente e

XXII cbg ARAXÁ-MG

XXII CONGRESSO BRASILEIRO DE GASTROENTEROLOGIA
Araxá (M.G.). de 31 de agôsto a 4 de setembro de 1970
Grande Hotel de Araxá

Patrocinado pela Federação Brasileira de Gastroenterologia
Departamento de Gastroenterologia da Associação Médica Brasileira.

Organizado pela Sociedade de Gastroenterologia e Nutrição de Minas Gerais —
Departamento de Gastroenterologia e Nutrição da Associação Médica de Minas Gerais.

COMISSÃO ORGANIZADORA
João Galizzi — Presidente
Jerônimo Martins de Andrade
José Ferolla
José de Laurentys Medeiros
Sérgio Assunção Bicalho
Secretário Geral:
Nereu de Almeida Júnior

SOCIEDADE DE GASTROENTEROLOGIA E NUTRIÇÃO DE MINAS GERAIS

DIRETORIA:
Presidente: Nereu de Almeida Júnior
Presidente eleito: Renato Dani
Jerônimo Martins de Andrade
José de Laurentys Medeiros
Waldomiro Mota Couto
Geraldo Caldeira
Luiz Carlos Brant
Luiz de Paula Castro

Belo Horizonte, 19 de março de 1970.

Ofício nº 35/70

Exmo. Snr.
Dr. Glaciomar Machado

Prezado Colega
Atenciosos Cumprimentos

Agradeço a sua resposta aceitando o nosso convite para participar do Colóquio sôbre "Gastrocâmara", que muito prestígio virá dar, por certo, a essa parte da programação científica do XXII Congresso Brasileiro de Gastroenterologia.

Solicito, agora, que o caro Colega e amigo aguarde as instruções do Prof. J. Martins Job, Presidente do Colóquio, a fim de preparar o seu relatório sôbre o assunto, mandando uma cópia para o referido colega e outra para a Secretaría do Congresso, até fins de Maio do corrente ano.

Agradeço, mais uma vez, ao prezado amigo, o alto espírito de colaboração à programação do nosso conclave.

Com os protestos da mais alta estima e elevada consideração o meu grande abraço.

Nereu de Almeida Júnior
Secretário do XXII Congresso Brasileiro de Gastroenterologia.

MC/

Secretaria: Av. Afonso Pena, 1.924 — Belo Horizonte (M.G.)
Administração: Rua Calubi, 265 — Z.P. 10 — São Paulo (S.P.)

Fig. 1-1. Convite para participação no Colóquio Gastrocâmera – XXII Congresso Brasileiro de Gastrenterologia, Araxá-MG em 1 setembro de 1970.

organizador e Akira Nakadaira (SP), Glaciomar Machado (RJ) e José Figueiredo Penteado (RJ) como expositores. Atuaram como secretários, Celso Afonso de Oliveira (MG) e Noel Moreira (MG). Job quis prestigiar os mineiros treinados por Rudolf Schindler, que havia fixado residência em Belo Horizonte entre 1958 e 1962. Devo assinalar que Milton Machado Mourão foi também discípulo de Schindler em Belo Horizonte.

OS PRIMEIROS PLANOS

A partir do Congresso de Araxá, Job, Lopes Pontes e eu passamos a trocar cartas que tratavam, basicamente, da criação de uma forma de congregar os interessados em endoscopia digestiva no Brasil (Fig. 1-2).

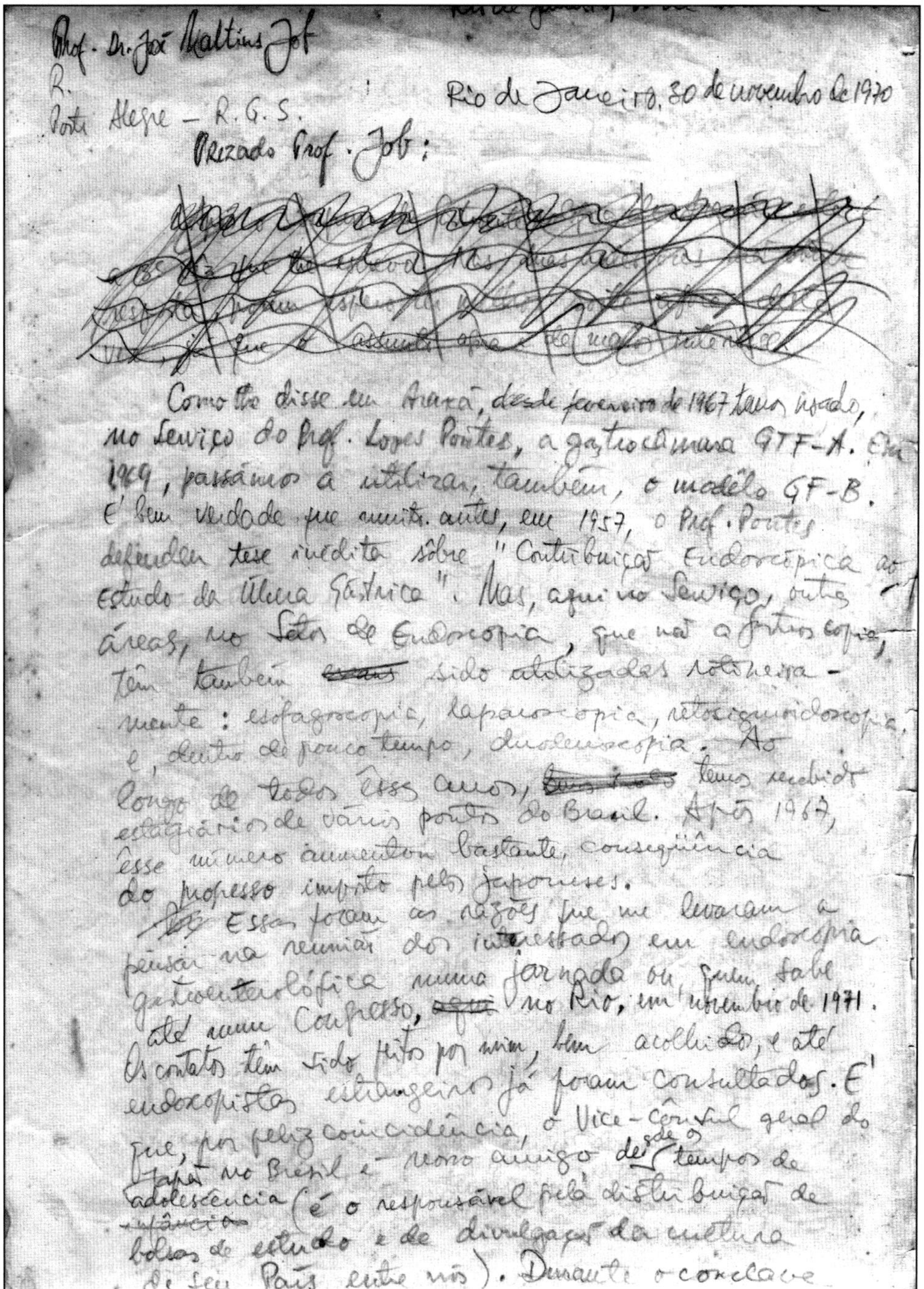
Prof. Dr. José Maltins Job
R.
Porto Alegre – R.G.S.
Rio de Janeiro, 30 de novembro de 1970
Prezado Prof. Job:

Como lhe disse em Araxá, desde fevereiro de 1967 temos usado, no Serviço do Prof. Lopes Pontes, a gastrocâmara GTF-A. Em 1969, passamos a utilizar, também, o modêlo GF-B. É bem verdade que muito antes, em 1957, o Prof. Pontes defendeu tese inédita sôbre "Contribuição Endoscópica ao estudo da Úlcera Gástrica". Mas, aqui no Serviço, outras áreas, no Setor de Endoscopia, que não a fotos copia, têm também sido utilizadas rotineiramente: esofagoscopia, laparoscopia, retossigmoidoscopia, e, dentro de pouco tempo, duodenoscopia. Ao longo de todos êsses anos, temos recebido estagiários de vários pontos do Brasil. Após 1967, êsse número aumentou bastante, conseqüência do progresso imposto pelos japonêses.

Essas foram as razões que me levaram a pensar na reunião dos interessados em endoscopia gastroenterológica numa jornada ou, quem sabe, até num Congresso, no Rio, em novembro de 1971. Os contatos têm sido feitos por mim, bem acolhidos, e até endoscopistas estrangeiros já foram consultados. É que, por feliz coincidência, o Vice-cônsul geral do Japão no Brasil é nosso amigo desde os tempos de adolescência (é o responsável pela distribuição de bolsas de estudo e de divulgação da cultura de seu País entre nós). Durante o conclave

Fig. 1-2. Rascunho de carta de Glaciomar Machado para José M. Job. *(Continua)*

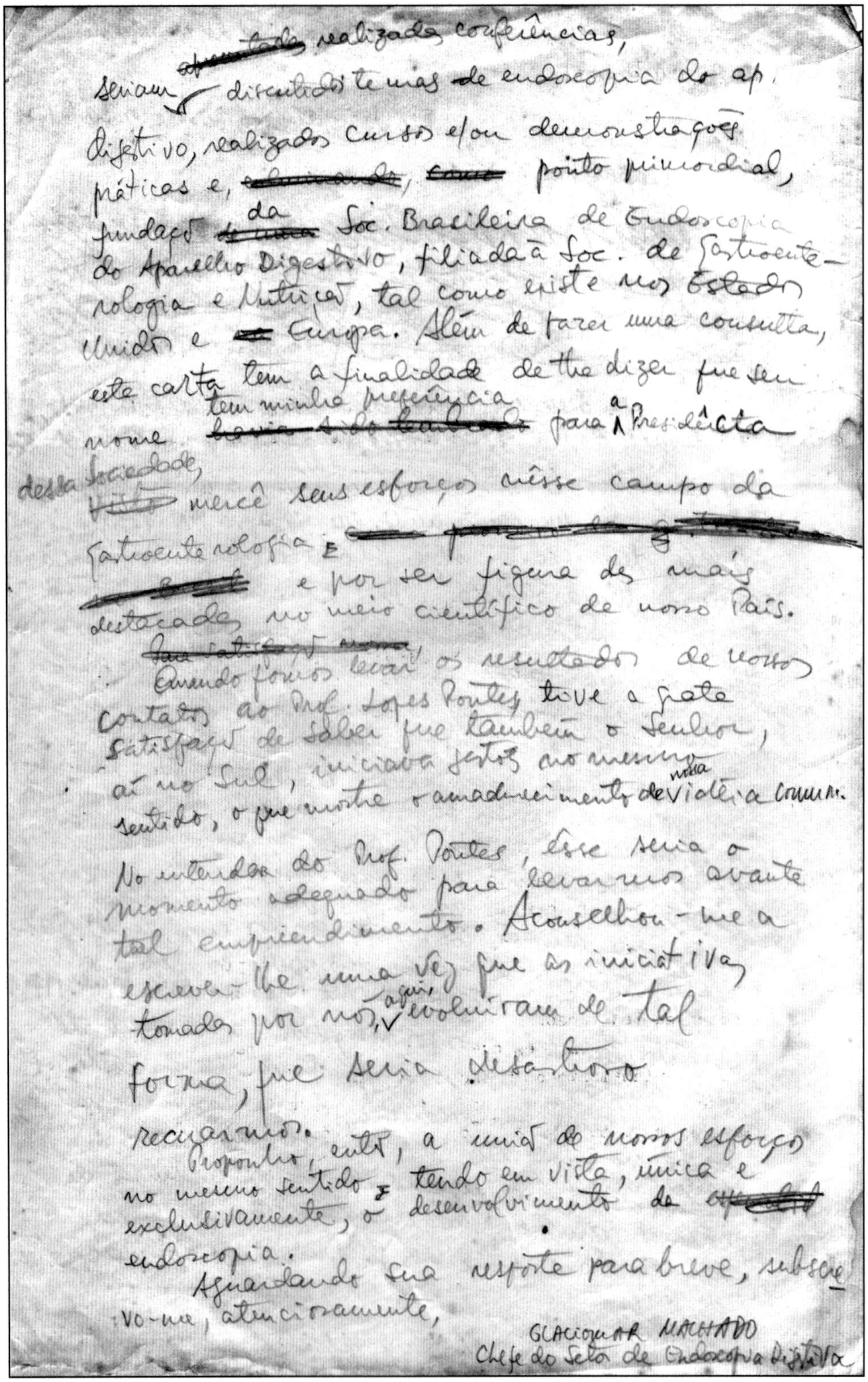

realizadas conferências, seriam discutidos temas de endoscopia do ap. digestivo, realizados cursos e/ou demonstrações práticas e, ponto primordial, fundação da Soc. Brasileira de Endoscopia do Aparelho Digestivo, filiada à Soc. de Gastroenterologia e Nutrição, tal como existe nos Estados Unidos e Europa. Além de fazer uma consulta, esta carta tem a finalidade de lhe dizer que seu nome tem minha preferência para a Presidência desta Sociedade, mercê seus esforços nêsse campo da Gastroenterologia e por ser figura das mais destacadas no meio científico de nosso País.

Quando fomos levar os resultados de nossos contatos ao Prof. Lopes Pontes tive a grata satisfação de saber que também o Senhor, aí no Sul, iniciava gestos no mesmo sentido, o que mostra o amadurecimento de nossa idéia comum.

No entender do Prof. Pontes, êsse seria o momento adequado para levarmos avante tal empreendimento. Aconselhou-me a escrever-lhe uma vez que as iniciativas tomadas por nós, aqui, evoluíram de tal forma, que seria desairoso recuarmos.

Proponho, então, a união de nossos esforços no mesmo sentido, tendo em vista, única e exclusivamente, o desenvolvimento da endoscopia.

Aguardando sua resposta para breve, subscrevo-me, atenciosamente,

GLACIOMAR MACHADO
Chefe do Setor de Endoscopia Digestiva

Fig. 1-2. *(Continuação)*

Os planos para realização da jornada ou congresso em novembro de 1971 não se concretizaram por razões das mais diversas, dentre as quais, a falta de amadurecimento de nossas pretensões e, particularmente, pelas dificuldades de se conseguir patrocínio financeiro. Decidimos, então, deixar para discutir o assunto durante o próximo congresso brasileiro de gastrenterologia, a ser realizado em Brasília, em 1972, ocasião em que, certamente, teríamos o "clima" e a oportunidade de abordar o tema com um número maior de possíveis interessados.

Neste meio tempo, a Comissão Organizadora do XXIII Congresso Brasileiro de Gastrenterologia, cujo presidente era Sylvio Pereira de Jesus – o primeiro estagiário brasileiro do serviço do consagrado endoscopista parisiense, Claude Liguory – decidiu incluir na programação o **Colóquio Endoscopia em Gastrenterologia**, sob a coordenação de José Martins Job.

Neste ponto devo prestar uma homenagem a Claude Liguory, um dos pioneiros e uma das maiores autoridades mundiais em intervenção endoscópica nas vias biliopancreáticas. Liguory foi agraciado com o título de SÓCIO HONORÁRIO da SOBED, não somente por sua qualificação como endoscopista, mas também por sua constante e ininterrupta participação em nossos congressos. Recebeu para treinamento em seu conceituado serviço em Paris, numerosos endoscopistas ou futuros endoscopistas brasileiros, que ele carinhosamente denominou *la légion du Brésil.* Fazem parte desta legião de brasileiros Sylvio Pereira de Jesus, Luiz Felipe de Paula Soares, João Carlos Andreoli, Marcos Bastos da Silva, Arnaldo José Ganc, José Flávio Ernesto Coelho, Igelmar Barreto Paes, José Celso Ardengh, Antonio Gentil Neto, José Maria Mendes de Moraes, Luiz Carlos Bertges, Wagner Colaiacovo, Antonio Fernandes da Silva, Roberto Barbosa Medeiros, Roberto Motta Pereira, Paulo Gustavo de Andrade, Beatriz Sugai, Monica Soldan, Raul Ângelo Balbinotti, José Edmilson Ferreira da Silva e muitos outros, de diversas regiões do Brasil.

Fui convidado pela firma ADAGA (primeira representante da Olympus no Brasil), para receber, no Rio de Janeiro, o Dr. Claude Liguory, que se propunha a fazer uma **demonstração ao vivo de colangiopancreatografia retrógrada**. O convite deveu-se, provavelmente, ao fato de ter sido eu o introdutor do duodenoscópio Olympus modelo JF-B, concebido para o exame do duodeno e, particularmente, da papila de Vater e o seu cateterismo. Ressalte-se que o aparelho apresentou defeito no elevador da unha de Albarrán, logo na primeira tentativa que fizemos para cateterizar a papila de Vater, cujo reparo levou praticamente um ano para ser executado pela Adaga (Fig. 1-3).

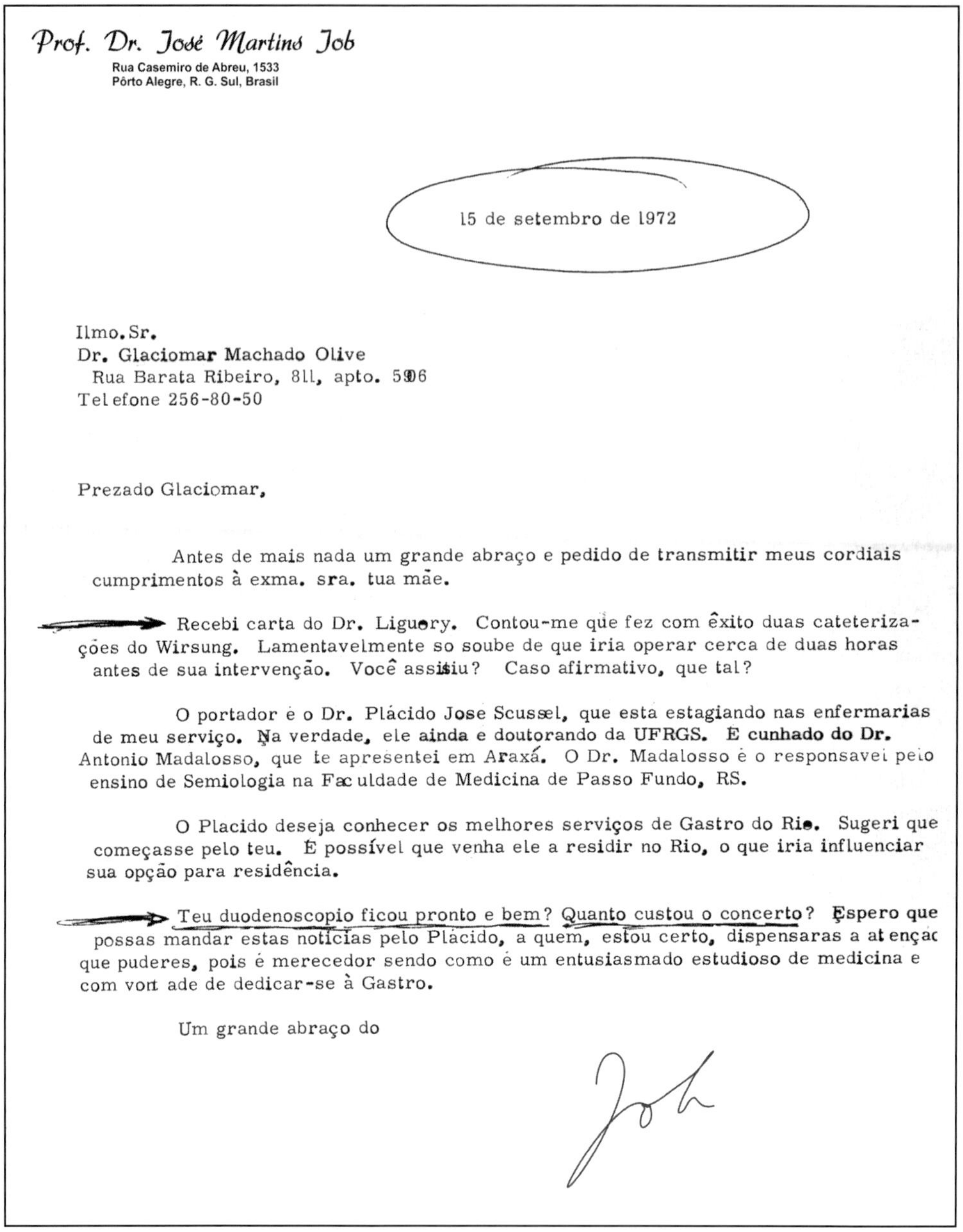

Prof. Dr. José Martins Job
Rua Casemiro de Abreu, 1533
Pôrto Alegre, R. G. Sul, Brasil

15 de setembro de 1972

Ilmo. Sr.
Dr. Glaciomar Machado Olive
Rua Barata Ribeiro, 811, apto. 5906
Telefone 256-80-50

Prezado Glaciomar,

Antes de mais nada um grande abraço e pedido de transmitir meus cordiais cumprimentos à exma. sra. tua mãe.

Recebi carta do Dr. Liguory. Contou-me que fez com êxito duas cateterizações do Wirsung. Lamentavelmente so soube de que iria operar cerca de duas horas antes de sua intervenção. Você assistiu? Caso afirmativo, que tal?

O portador é o Dr. Plácido Jose Scussel, que esta estagiando nas enfermarias de meu serviço. Na verdade, ele ainda e doutorando da UFRGS. E cunhado do Dr. Antonio Madalosso, que te apresentei em Araxá. O Dr. Madalosso é o responsavel pelo ensino de Semiologia na Faculdade de Medicina de Passo Fundo, RS.

O Placido deseja conhecer os melhores serviços de Gastro do Rio. Sugeri que começasse pelo teu. É possível que venha ele a residir no Rio, o que iria influenciar sua opção para residência.

Teu duodenoscopio ficou pronto e bem? Quanto custou o concerto? Espero que possas mandar estas noticias pelo Plácido, a quem, estou certo, dispensaras a atenção que puderes, pois é merecedor sendo como é um entusiasmado estudioso de medicina e com vontade de dedicar-se à Gastro.

Um grande abraço do

Job

Fig. 1-3. Carta de José Job para Glaciomar Machado (15/09/1972).

Em 1972, tanto os hospitais universitários, como os estaduais e municipais do Rio de Janeiro, não dispunham de aparelhagem radiológica com intensificador de imagens. Esta aparelhagem existia em algumas clínicas particulares como a Clínica Sorocaba (Emílio Amorim) e a Clínica Felippe Mattoso (Luiz Felippe de Queirós Mattoso), de difícil acesso. Como Guilherme Eurico Bastos da Cunha (Professor Titular de Cirurgia da Universidade Federal Fluminense) e eu mantínhamos grande amizade, pedi a sua ajuda. Em Niterói havia um hospital privado (Santa Cruz) que dispunha daquele equipamento radiológico. Guilherme Eurico gozava de grande prestígio junto à Diretoria do hospital, não somente por seu movimento cirúrgico, mas também por sua amizade com o Chefe da Radiologia, treinado na França, Dr. Pedro Ângelo Andreollo. Tudo acertado, atravessamos a baía de Guanabara, Liguory, o representante da Adaga e eu, numa das pitorescas barcas cantareiras que faziam o trajeto Rio-Niterói-Rio.

Estavam presentes na demonstração: o radiologista-chefe (Pedro Ângelo), Guilherme Eurico, Glaciomar Machado, Luiz Carlos Monteiro, Luiz João Abraão e Sylvio Pereira de Jesus, além do representante da Adaga, enfermeiras e alguns poucos alunos de Guilherme Eurico. Foram submetidos à colangiopancreatografia retrógrada dois pacientes: em ambos Liguory conseguiu cateterizar o canal de Wirsung (pancreatografia). Terminados os trabalhos, Guilherme Eurico convidou a todos para jantar. Iniciou-se, assim, uma duradoura amizade franco-brasileira (Fig. 1-4).

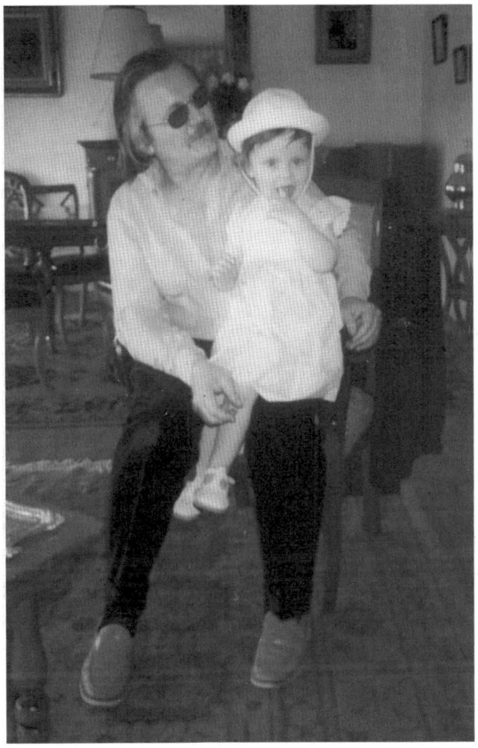

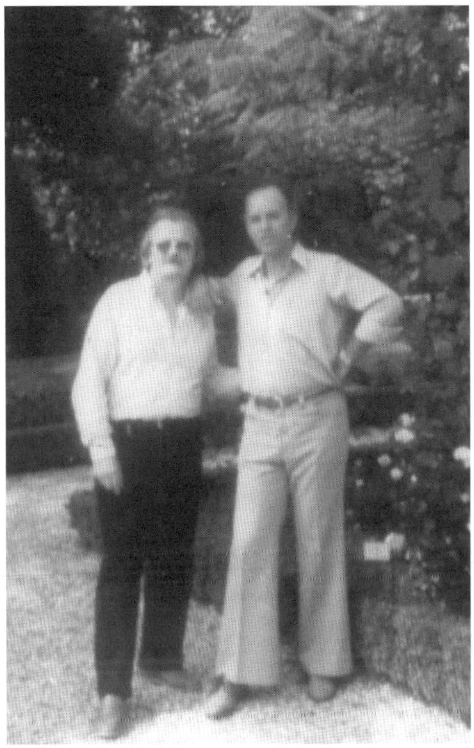

Fig. 1-4. Claude Liguory e sua filha Aude, em sua residência à Avenue de Bretteville, em Paris, numa de nossas visitas ao renomado profissional.

Retomando o tema *XXIII Congresso Brasileiro de Gastrenterologia*, Brasília correspondeu às nossas expectativas, oferecendo o "clima" e a oportunidade de tratar do futuro da endoscopia digestiva no Brasil com um número maior de interessados. Esse é o tema a ser tratado adiante, no Capítulo 2.

2 SEÇÃO DA FBG OU SOCIEDADE INDEPENDENTE? – A PETIÇÃO DE BRASÍLIA (1972)

Glaciomar Machado

Por que formar uma **seção de endoscopia digestiva** na Federação Brasileira de Gastroenterologia (FBG) ou mesmo uma **sociedade independente** de endoscopia digestiva?

Até o início dos anos 60 as doenças gastrenterológicas eram tratadas ou conservadoramente ou por algum tipo de intervenção cirúrgica; a endoscopia era considerada um método exótico. Entretanto, em pouco mais de 100 anos (as experiências iniciais realizadas por Kussmaul datam de 1869) ela passou vertiginosamente da utopia à realidade. Dos fatores responsáveis por tal evolução, destacam-se o adestramento cada vez mais evidente dos endoscopistas e o notável progresso do instrumental utilizado para os diferentes procedimentos endoscópicos. Os primeiros resultaram do desenvolvimento de centros de treinamento em diversas partes do globo terrestre, do aprimoramento constante das técnicas de ensino da especialidade e, paralelamente, dos processos de avaliação dos novos endoscopistas; os segundos, representados pela incorporação definitiva das fibras de vidro aos aparelhos, saudada por uma explosão de publicações científicas, congressos, seminários, simpósios e cursos.

Na década de 70, a fase de discussão do valor da **Endoscopia Diagnóstica** já havia sido superada. Já estava estabelecido que o método era capaz de alterar totalmente a abordagem terapêutica de determinado paciente, por possibilitar o diagnóstico correto desta ou daquela afecção, o que, frequentemente, levava a mudanças radicais na conduta inicialmente tida como correta para aquele caso. Assim, pacientes programados inicialmente para tratamento clínico tinham, na verdade, indicação cirúrgica e vice-versa, graças ao esclarecimento de seu diagnóstico pela endoscopia.

Foi nesta mesma década que a **Endoscopia Terapêutica** iniciou seu papel definitivo como alternativa de tratamento de diversas afecções do sistema digestório. Até então, já era possível extrair corpos estranhos localizados na porção proximal do tubo digestivo; Craaford & Frenckner comunicaram a realização de escleroterapia de varizes esofagianas em 1939; em 1971 Deyhle removeu endoscopicamente pólipos localizados no cólon proximal e, logo a seguir, Classen & Demling fizeram o mesmo com pólipos gástricos. Em 1974, a endoscopia marcou definitivamente sua posição de especialidade com a introdução da papilotomia endoscópica por Classen & Demling, para possibilitar a extração endoscópica de cálculos localizados no hepatocolédoco em pacientes colecistectomizados.

Naturalmente, a combinação do constante aprimoramento tecnológico da aparelhagem, possibilitando a sofisticação dos procedimentos endoscópicos, a incorporação de novas técnicas e um número cada vez maior de endoscopistas capacitados, resultaram na crescente necessidade de sua organização associativa.

Desde o pioneirismo de Rudolf Schindler ao fundar um Clube de Gastroscopia em sua residência, embrião da respeitada *American Society for Gastrointestinal Endoscopy (ASGE)*, sociedades de endoscopia digestiva começaram a proliferar rapidamente nos quatro cantos do mundo.

No Brasil, a partir da introdução das gastrocâmaras na década de 1960, independentemente por José Martins Job e Akira Nakadaira, conforme relatado no Capítulo 1, e das gastrocâmaras associadas aos gastroscópios, que documentavam fotograficamente os achados encontrados pelo endoscopista (Olympus, modelo GTF-A) e dos aparelhos que possibilitavam a tomada de biópsias e citologia (Olympus, modelo GF-B) por Glaciomar Machado, igualmente na década de 1960, o número de gastroenterologistas que adotou os novos aparelhos cresceu rapidamente.

Igualmente relatado no Capítulo 1, no XXII Congresso Brasileiro de Gastroenterologia, realizado em Araxá, MG, de 31 de agosto a 4 de setembro de 1970, a endoscopia foi incluída, pela primeira vez na programação científica, por intermédio do **Cóloquio Gastrocâmara,** coordenado por José Martins Job, tendo como participantes, Glaciomar Machado, José de Souza Meirelles Filho e José Figueiredo Penteado (ver Fig. 1-1).

A partir do Congresso de Araxá (Capítulo 1), Job e eu passamos a trocar correspondência que tratava, basicamente, da criação de uma forma de congregar os interessados em endoscopia digestiva (ver Fig. 1-2).

Tal como ocorrera em Araxá em 1970, no XXIII Congresso Brasileiro de Gastroenterologia realizado em Brasília de 23 a 28 de julho de 1972, a endoscopia novamente foi incluída na programação científica por meio do **Colóquio Endoscopia em Gastroenterologia, com** José Martins Job como coordenador e Akira Nakadaira, Glaciomar Machado e José Figueiredo Penteado como expositores (Fig. 2-1).

Era evidente que a endoscopia digestiva ganhava vulto no cenário gastrenterológico nacional; o número de gastrenterologistas que praticavam a endoscopia ou que se interessavam por ela e que a indicavam para seus pacientes aumentava consideravelmente a cada dia. Neste ambiente de euforia com o "novo método", aliada à imponência de Brasília com seus edifícios e jardins arrojados, reflexo das ideias inovadoras de JK e futuristas de Oscar Niemeyer, Lúcio Costa e de Burle Max, consolidou-se o desejo de dar maior importância e visibilidade à endoscopia.

As propostas de Job e de Machado de dar representatividade e congregar os endoscopistas brasileiros em uma entidade, amadureceram e encontraram respaldo em Brasília. Com o apoio de José Martins Job, Akira Nakadaira, José de Paula Lopes Pontes e de José Meirelles, redigimos uma petição pleiteando, junto à Federação Brasileira de Gastroenterologia, a criação de uma **Seção de Endoscopia**, talvez por influência de Job, Lopes Pontes e Meirelles que, por serem gastroenterologistas consagrados, sugeriram esta opção para solucionar o problema de congregação dos interessados em endoscopia digestiva. Recordo-me, perfeitamente de Job e de Machado pelos corredores da Universidade de Brasília, local onde se realizava o Congresso, a colher assinaturas para endossar o documento (Fig. 2-2).

XXIII CONGRESSO BRASILEIRO DE GASTRENTEROLOGIA

Realizado sob os auspícios da Federação Brasileira de Gastrenterologia e da Associação Médica de Brasília.

BRASÍLIA — 23 a 28 de julho de 1972

Secretaria: Ed. Pioneiras Sociais, Salas 510/512, Caixa Postal 900 — Brasília — D.F.

SECRETÁRIO-GERAL
Héllio Barbosa

COMISSÃO ORGANIZADORA
Presidente
Sylvio Pereira de Jesús

Comissões
Milton Rabello Filho
Evilásio S. Veloso
Antônio Macêdo França Filho
Justino Bauman das Neves

SOCIEDADE DE GASTRENTEROLOGIA DE BRASÍLIA
Presidente
Héllio Barbosa

Vice-Presidente
Francisco Pinheiro Rocha

Secretário-Geral
Justino Bauman das Neves

1º-Secretário
Antônio Macêdo França Filho

2º-Secretário
M. Ximenes Neto

1.º Tesoureiro
Manuel da Silva Resende

Tesoureiro suplente
Deusdedit Lyra

Conselho Consultivo
Abadio Marques Neder
Sylvio Pereira de Jesús
Milton Rabello Filho

FEDERAÇÃO BRASILEIRA DE GASTRENTEROLOGIA
Presidente
Nereu de Almeida Jr.

Secretário-Geral
Oswaldo Franco de Gouveia

Secretário Suplente
Manlio Speranzini

Tesoureiro-Geral
Luís Ignácio de Andrade Lima

Tesoureiro Suplente
Francisco Pinheiro Rocha

Brasília, 29 de dezembro de 1971.

Ilmo. Sr.
Dr. Glaciomar Machado

Prezado Colega:

A Comissão Organizadora do XXIII Congresso Brasileiro de Gastrenterologia, tem a honra de comunicar que V.Sa. foi indicado para participar do Colóquio sôbre Endoscopia em Gastrenterologia.

Estando empenhado em fazer ampla divulgação e com a devida antecendência, dos componentes dos Temas Oficiais do Congresso, solicitamos que V.Sa. nos confirme a aceitação por carta ou telegrama, no menor prazo possível.

O referido Colóquio terá como Coordenador o Colega José Martins Job, cujo endereço esta abaixo especificado. Tão logo o Coordenador nos envia as perguntas elaboradas, de acôrdo com o que estabelece o regulamento da FBG, enviaremo-las para que V.Sa. elabore as respostas e nos envie no prazo estabelecido.

Certos da efetiva colaboração de V.Sa. ao XXIII Congresso e, da atenção que nos dispensará à brevidade da confirmação da sua participação, subscrevemo-nos atenciosamente, com os protestos de elevada estima e consideração,

Héllio Barbosa

Endereço do Coordenador:

Dr. José Martins Job
Rua Augusto Pestana - nº 25 - 5º andar
Pôrto Alegre - RS

Fig. 2-1. Convite para participação no Colóquio Endoscopia em Gastroenterologia, XXIII Congresso Brasileiro de Gastroenterologia, Brasília de 23 a 28 de julho de 1972.

Brasília, 25 de julho de 1 972.

Ilmº Sr. Prof.
Dr. Nereu de Almeida Jr.
MD Presidente da
Federação Brasileira de Gastrenterologia

Senhor Presidente,

Os abaixo-assinados, sócios da Federação Brasileira de Gastrenterologia, Departamento de Gastrenterologia da Associação Médica Brasileira, considerando:

1. o grande desenvolvimento da Endoscopia Digestiva, tanto no mundo inteiro como no Brasil;

2. a necessidade de congregar os gastroenterologistas brasileiros particularmente interessados em Endoscopia Digestiva;

3. a conveniência de organizar as atividades dos endoscopistas digestivos brasileiros para o seu crescente desenvolvimento profissional e defesa dos seus legítimos interesses,

solicitam que:

1. O Concselho Diretor da Federação Brasileira de Gastrenterologia no programa das atividades do XXIV Congresso Brasileiro de Gastrenterologia dedique todo o primeiro dia deste congresso à Endoscopia Digestiva, conforme organização feita pelos endoscopistas. Estes, com a devida aprovação do Conselho Diretor, elegerão até o fim do XXIII Congresso de Gastrenterologia uma comissão organizadora à qual competirá a elaboração do programa do primeiro dia do próximo congresso, em fraternal comunicação com a comissão organizadora das atividades dos demais dias do XXIV Congresso da Federação Brasileira de Gastrenterologia.

2. o Conselho Diretor tome as devidas providencias para a criação de um capítulo ou secção de Endoscopia Digestiva, cuja atribuição será manter a prática ora proposta nos demais congressos de nossa Federação.

Uma vez que os objetivos deste pedido são válidos e como o encaminhamento do mesmo mereceu a aprovação de vários ilustres expoentes da Diretoria da Federação Brasileira de Gastrenterologia, esperamos que esta solicitação seja atendida.

1) José Job 2) Glaciomar Machado

3) ... (Sylvio ...) 4) José Figueiredo ...

5) Noel Moreira 6) ...

(Continua)

Fig. 2-2. A petição de Brasília e a lista daqueles que a subscreveram. *(Continua)*

"Brasília, 25 de julho de 1972.

Ilmo. Sr. Prof.
Dr. Nereu de Almeida Jr.
MD Presidente da
Federação Brasileira de Gastrenterologia

Senhor Presidente,

Os abaixo-assinados, sócios da Federação Brasileira de Gastrenterologia, Departamento de Gastrenterologia da Associação Médica Brasileira, considerando:

1. o grande desenvolvimento da Endoscopia Digestiva, tanto no mundo inteiro como no Brasil;
2. a necessidade de congregar os gastroenterologistas brasileiros particularmente interessados em Endoscopia Digestiva;
3. a conveniência de organizar as atividades dos endoscopistas digestivos brasileiros para o seu crescente desenvolvimento profissional e defesa dos seus legítimos interesses, solicitam que:

1. O Conselho Diretor da Federação Brasileira de Gastrenterologia no programa das atividades do XXIV Congresso Brasileiro de Gastrenterologia dedique todo o primeiro dia deste congresso à Endoscopia Digestiva, conforme organização feita pelos endoscopistas. Estes, com a devida aprovação do Conselho Diretor, elegerão até o fim do XXIII Congresso de Gastrenterologia uma comissão organizadora à qual competirá a elaboração do programa do primeiro dia do próximo congresso, em fraternal comunicação com a comissão organizadora das atividades dos demais dias do XXIV Congresso da Federação Brasileira de Gastrenterologia.
2. O Conselho Diretor tome as devidas providências para a **criação de um Capítulo ou Seção de Endoscopia Digestiva** (grifo nosso), cuja atribuição será manter a prática, ora proposta, nos demais congressos de nossa Federação.

Uma vez que os objetivos deste pedido são válidos e como o encaminhamento do mesmo mereceu a aprovação de vários ilustres expoentes da Diretoria da Federação Brasileira de Gastrenterologia, esperamos que esta solicitação seja atendida.

Seguem 52 (cinquenta e duas) assinaturas (não foi possível identificar algumas delas):

1. José Job
2. Glaciomar Machado
3. Sylvio Pereira de Jesus
4. José Figueiredo Penteado
5. Noel Moreira
6. Não identificada

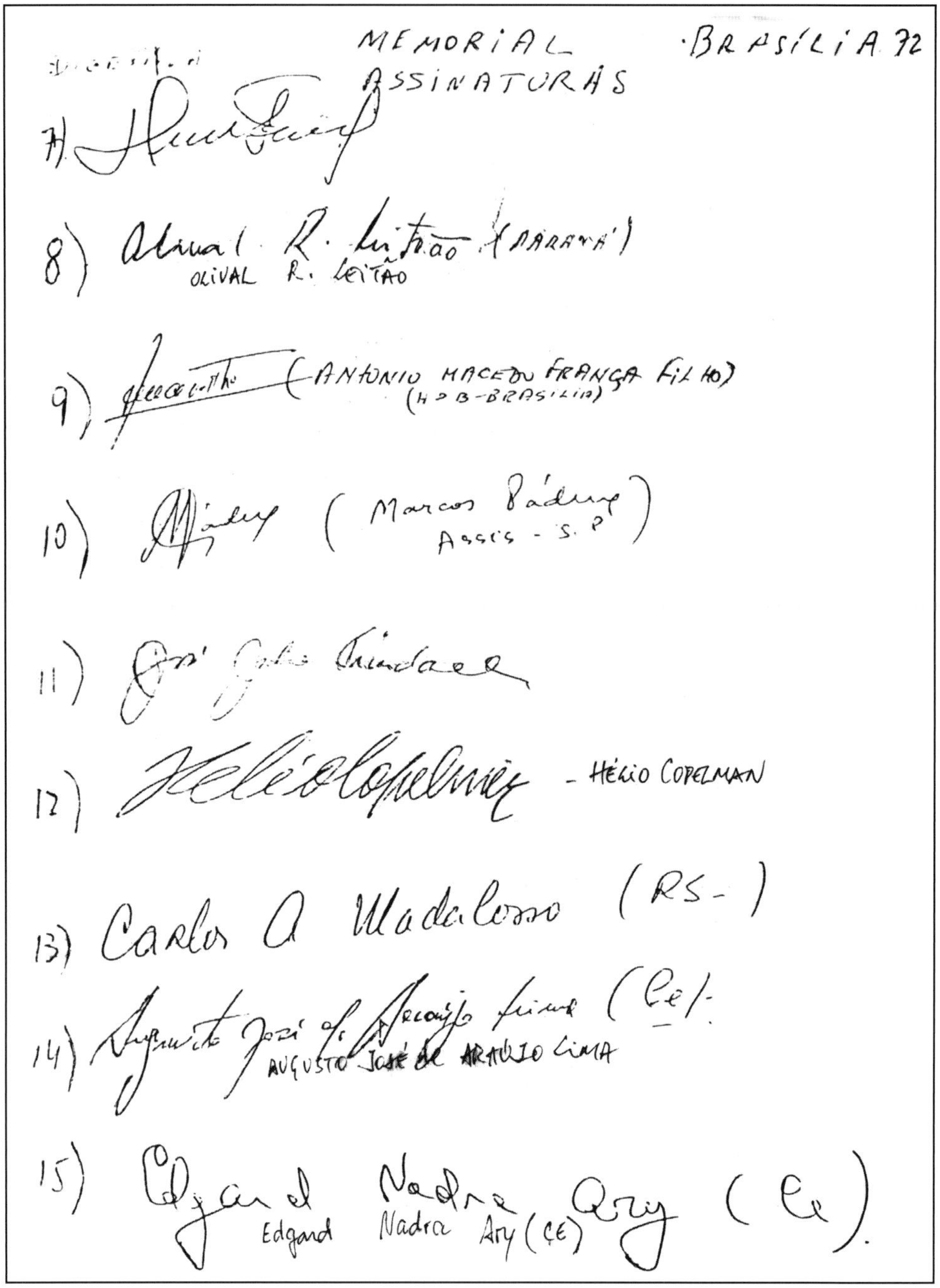

Fig. 2-2. *(Continuação)*

7. Plácido Scussel
8. Olival R. Leitão
9. Antonio Macedo França Filho
10. Marcos Pádua
11. José Júlio Trindade
12. Hélio Copelman
13. Carlos A. Madalosso
14. Augusto José de Araújo Lima
15. Edgard Nadra Ary

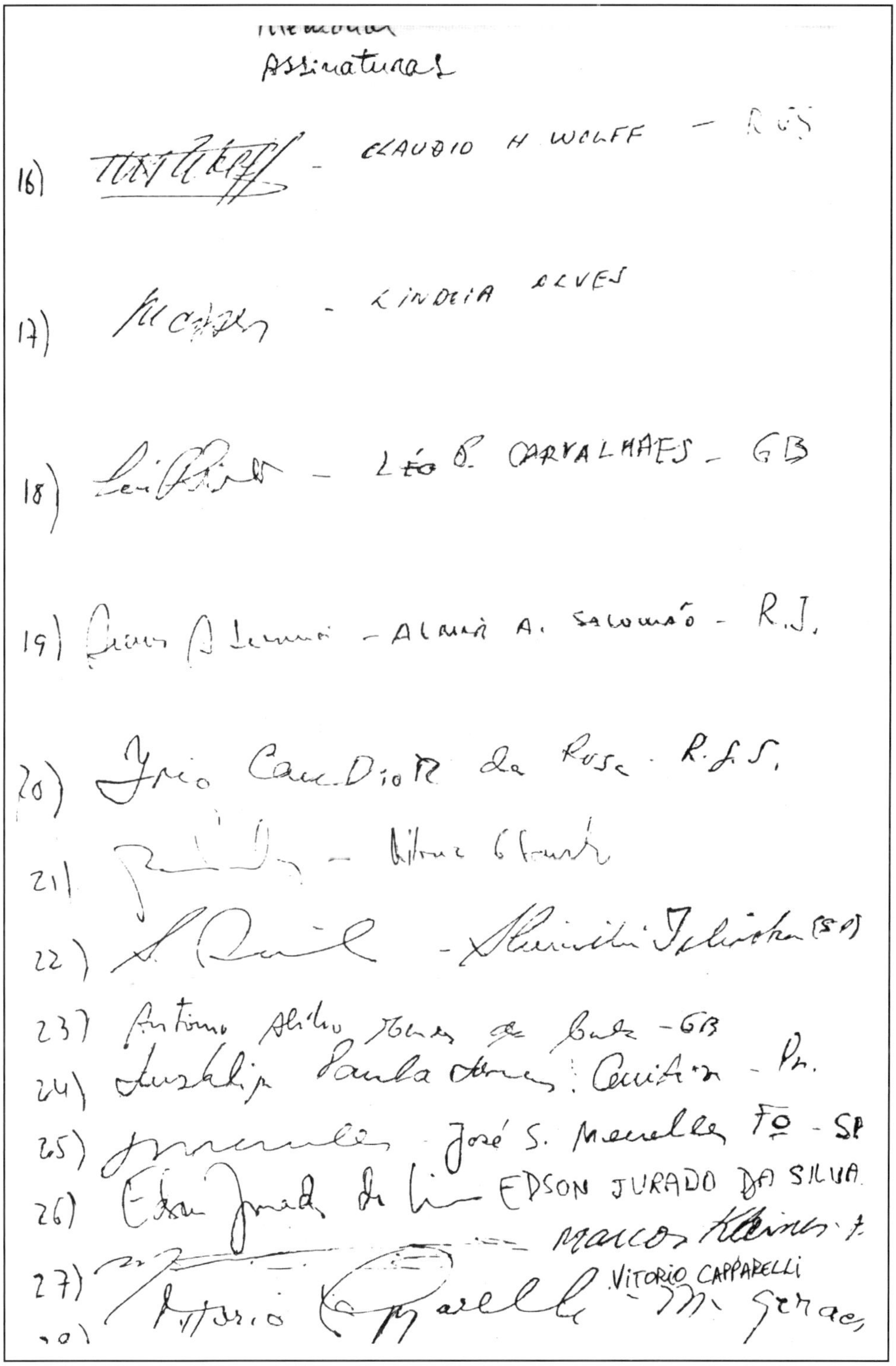
Assinaturas

16) CLAUDIO H. WOLFF – RGS

17) LINDEIA ALVES

18) LÉO P. CARVALHAES – GB

19) ALMIR A. SALOMÃO – R.J.

26) EDSON JURADO DA SILVA

28) VITORIO CAPPARELLI

Fig. 2-2. *(Continuação)*

16. Claudio H. Wolff
17. Lindeia Alves
18. Léo Pinto Carvalhaes
19. Almir A. Salomão
20. Irio Candiota da Rosa
21. Não identificado
22. Shinichi Ishioka
23. Antonio Abílio Mendes da Cunha
24. Luis Felipe de Paula Soares
25. José S. Meirelles Filho
26. Edson Jurado da Silva
27. Marcos Kleiner
28. Vitorio Capparelli

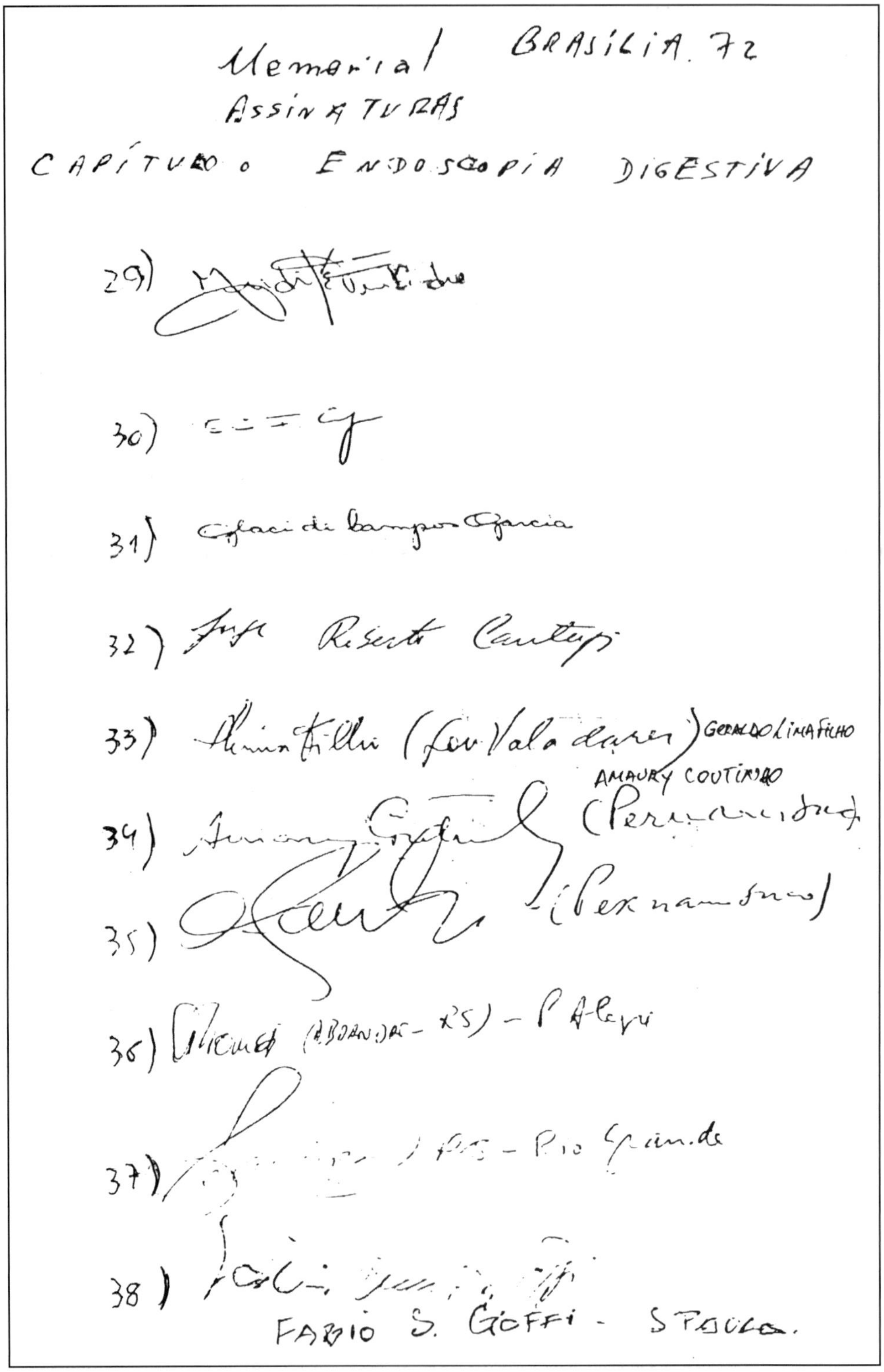

Fig. 2-2. *(Continuação)*

29. Não identificado
30. Não identificado
31. Glaci de Campos Garcia
32. Jorge Roberto Cantup
33. Geraldo Lima Filho
34. Amaury Coutinho
35. Não identificado
36. Não identificado
37. Não identificado
38. Fábio S. Goffi

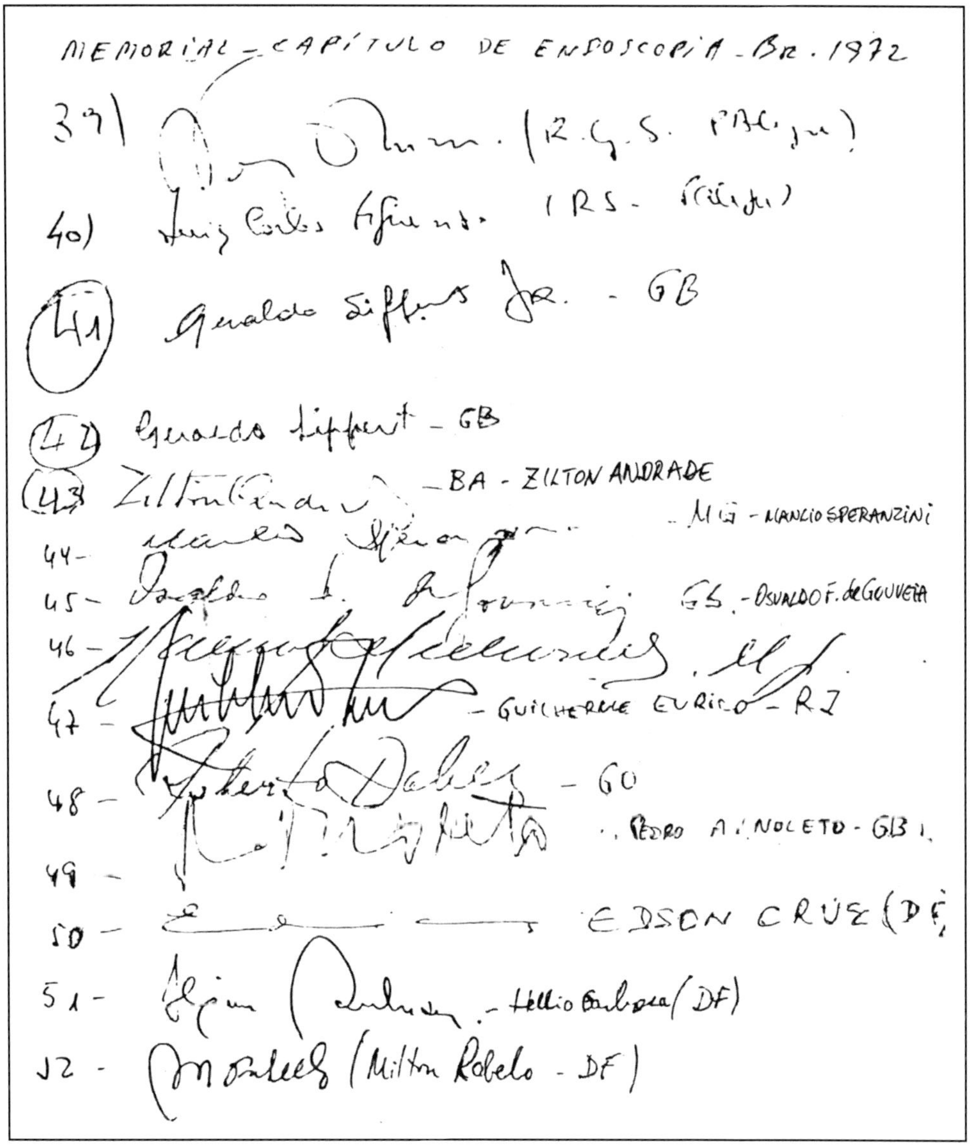
MEMORIAL – CAPÍTULO DE ENDOSCOPIA – BR. 1972

39) [illegible] (R.G.S. [illegible])

40) Luiz Carlos Figueiredo (RS – [illegible])

41) Geraldo Siffert Jr. – GB

42) Geraldo Siffert – GB

43) Zilton Andrade – BA – ZILTON ANDRADE

44 – [illegible] – MG – MANLIO SPERANZINI

45 – [illegible] – GB – OSVALDO F. DE GOUVEIA

46 – [illegible]

47 – [illegible] – GUILHERME EURICO – RJ

48 – Roberto Daher – GO

49 – [illegible] – PEDRO A. NOLETO – GB

50 – [illegible] EDSON CRUZ (DF)

51 – [illegible] – Héllio Barbosa (DF)

52 – [illegible] (Milton Rabelo – DF)

Fig. 2-2. *(Continuação)*

39. Não identificado
40. Luiz Carlos Figueiredo
41. Geraldo Siffert Junior
42. Geraldo Siffert
43. Zilton Andrade
44. Manlio Speranzini
45. Osvaldo F. de Gouveia
46. Não identificado
47. Guilherme Eurico Bastos da Cunha
48. Roberto Daher
49. Pedro A. Noleto
50. Edson Cruz
51. Héllio Barbosa
52. Milton Rabelo

Conforme o relatado em **GASTREN Ano 1 - JANEIRO 1973 - Nº 1**, "Durante as reuniões ordinárias realizadas em Brasília no período de 23 a 28 de julho, por ocasião do XXIII Congresso Brasileiro de Gastroenterologia, o Conselho Diretor tomou as seguintes deliberações: Seguem enumeradas estas deliberações até a 12, que diz assim: 12 - Encaminhado à Comissão de Estatuto e Disciplina, o requerimento de diversos associados da FBG, solicitando a criação da Seção de Endoscopia Digestiva." (Fig. 2-3).

GASTREN

BOLETIM INFORMATIVO
DA FEDERAÇÃO BRASILEIRA DE GASTRENTEROLOGIA

ANO 1 — JANEIRO 1973 — Nº 1

Editor: Hellio Barbosa
Redatores: Manlio B. Speranzini
Thomaz Imperatriz Pricoli
Redatores Associados:
Presidente das Federadas

Redação e Administração: Ed. Pioneiras Sociais — Salas 510/512
70.000 Brasília — DF. — Telefone: 24-1159

DIRETORIA 1972-1974

PRESIDENTE:
Hellio Barbosa

SECRETÁO GERAL:
Manlio Basili Speranzini

SECRETÁRIO-ADJUNTO:
Thomaz Imperatriz Pricoli

TESOUREIRO:
Sylvio Pereira de Jesus

TESOUREIRO-ADJUNTO:
Jorge Ferreira Machado

SOCIEDADES FEDERADAS:

Sociedade de Gastrenterologia e Nutrição da Guanabara
Flávio San Juan

Sociedade de Gastrenterologia e Nutrição de São Paulo
Moysés Mincis

Sociedade de Gastrenterologia e Nutrição de Minas Gerais
Renato Dani

Sociedade Fluminense de Gastrenterologia e Nutrição
Guilherme E. B. Cunha

Sociedade Pernambucana de Gastrenterologia e Nutrição
Donald Huggins

Sociedade de Gastrenterologia e Nutrição do Rio Grande do Sul
João Carlos Prola

Sociedade Paraense de Gastrenterologia
Luis A. P. Maneschy

Sociedade de Gastrenterologia e Nutrição da Paraíba
Gilvandro Assis

Sociedade Goiana de Gastrenterologia
Cyro Campos

Sociedade Cearense de Gastrenterologia
José Moreira Lima

Sociedade Paranaense de Gastrenterologia
Hermes Paciornick

Sociedade de Gastrenterologia de Brasília
Francisco Pinheiro Rocha

Sociedade Catarinense de Gastrenterologia
João Carlos Baron Maurer

Sociedade de Gastrenterologia e Nutrição do Espírito Santo
Rogério Jahel Nascif

COMISSÕES PERMANENTES:

RELAÇÕES E INTERCÂMBIO:
Waldyr da Silva Prado
Rubens Xavier Guimarães
Daher Cutait

ESTATUTO E DISCIPLINA:
Luiz de Paula Castro
Geraldo Caldeira
José de Laurentys Medeiros

FINANÇAS DE CONTAS:
Ruy João Marques
Edmir Lopes
Jayme Scherb

EDITORIAL

A divulgação periódica, regular, de um boletim informativo da Federação Brasileira de Gastrenterologia, é uma necessidade da qual vimos nos ressentindo, já há algum tempo. Esta necessidade de dinamizar as informações das atividades gastrenterológicas em nosso meio, nada mais é do que o reflexo do grande interesse que a especialidade vem despertando entre os nossos colegas clínicos, cirurgiões, patologistas, radiologistas, endoscopistas e de outras especialidades afins que congregam a F.B.G.

A extraordinária eficiência com que os meus antecessores dirigiram os destinos da Federação Brasileira de Gastrenterologia, representa, sem dúvida alguma, a razão principal do inabalável prestígio desfrutado pela gastrenterologia nacional nos dias atuais. A família gastrenterológica brasileira, às vésperas do seu Jubileu de Prata, evidencia toda a sua pujança, pela congregação de 15 sociedades filiadas, às quais estão associados aproximadamente 1.500 membros efetivos.

Foi principalmente através dos seus Congressos, inicialmente realizados anualmente, que a Federação Brasileira de Gastrenterologia se desenvolveu e se consolidou. Com a nova diretriz preconizada durante o Congresso em Araxá, em 1970, ou seja, com o estabelecimento da periodicidade bienal para os nossos conclaves nacionais, indubitavelmente, os Congressos passarão a ter maior repercussão, tal como ficou demonstrado por ocasião da realização do XXIII C.B.G., realizado em Brasília, em julho deste ano. Em contraposição, ocorrerá certamente os inconvenientes resultantes do grande espaço de tempo que ficaremos sem nos congregarmos em que pese às vantagens da realização dos congressos regionais nos anos intermediários, interpostos entre os congressos nacionais bienais.

É nosso propósito, entre outros naturalmente, através deste boletim periódico, estabelecer o traço de união entre os congressos bienais, divulgando as notícias das federadas e da própria F.B.G. Pretendemos com estas informações inclusive, assessorar melhor os nossos associados no que se refere às atividades científicas dos congressos, cursos e reuniões, à obtenção do título de especialista, à concorrência aos prêmios de gastrenterologia e todas as demais informações de interesse da especialidade.

Colegas, estes são os nossos propósitos e os nossos objetivos. Temos em mente no entanto que, somente os concretizaremos, através da efetiva colaboração de toda a diretoria com suas respectivas comissões, das diretorias das federadas e de todos os associados, ao enviarem as suas sugestões, os seus artigos de divulgação e as notícias gastrenterológicas. É nosso propósito, portanto não apenas cumprir o disposto no artigo 14 do Regimento, mas sim colocar em circulação um boletim dinâmico, bem informado, agradável e útil à gastrenterologia de nosso país.

Contamos com a sua inestimável colaboração.

HÉLLIO BARBOSA

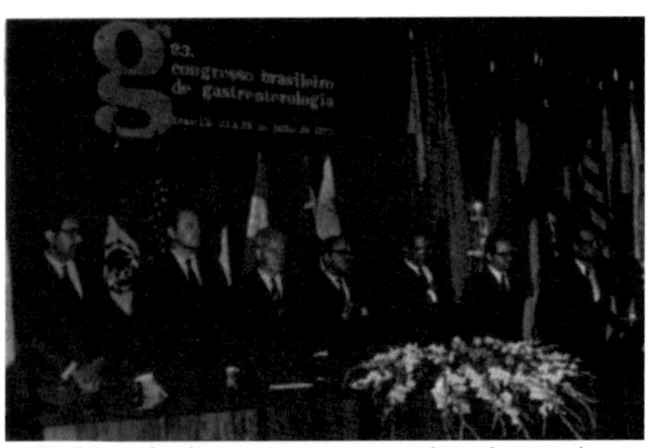

Sessão Solene de abertura do congresso, vendo-se da esquerda para a direita o Prof. Hellio Barbosa (Secretário-Geral do Congresso), o Dr. Caio Prates da Silveira (Representante do Exmo. Sr. Governador do DF), Prof. Amadeu Cury (Reitor da UnB), Prof. Nereu de Almeida Junior (Presidente da F.B.G.), Dr. Sylvio Pereira de Jesus (Presidente da Comissão Organizadora do Congresso), Dr. Celso Generoso Pereira (Presidente da Fundação Hospitalar do DF) e Dr. José João Comini (Representante do Presidente da Associação Médica de Brasília)

Fig. 2-3. GASTREN Ano 1 - Janeiro de 1973 - Nº 1, contendo as deliberações tomadas pelo conselho diretor da FBG que interessavam aos endoscopistas. *(Continua)*

Súmulas das Decisões do Conselho Diretor da F.B.G.

Durante as reuniões ordinárias realizadas em Brasília no período de 23 a 28 de julho, por ocasião do XXIII Congresso Brasileiro de Gastroenterologia, o Conselho Diretor tomou as seguintes deliberações:

1 — Aprovou os relatórios dos Sr. Presidente da FBG, dos Srs. Secretário-Geral e Secretário-Adjunto e da prestação de contas do Sr. Tesoureiro, referentes ao biênio 1970/1972.

2 — Foi votado e aceito o pedido de filiação da Sociedade de Gastroenterologia e Nutrição do Espírito Santo.

3 — Foi autorizado o funcionamento do capítulo da Sociedade de Gastroenterologia e Nutrição de Minas Gerais na cidade de Juiz de Fora.

4 — Foram eleitos para a Diretoria da FBG no biênio 1972/1974 como Secretário-Geral Dr. Manlio Speranzini, Secretário-Adjunto Dr. Thomaz Imperatriz Pricoli, Tesoureiro Dr. Sylvio Pereira de Jesus e Tesoureiro-Adjunto Dr. Jorge Ferreira Machado.

5 — Foram eleitos para as comissões permanentes os seguintes membros: para a Comissão de Estatuto e Disciplina (MG) — Luiz de Paula Castro, Geraldo Caldeira e José de Laurentys Medeiros; para a Comissão de Relações e Intercâmbio (SP) — Waldyr da Silva Prado; Rubens Xavier Guimarães e Daher Cutait: para a Comissão de Finanças e Contas (PE) — Ruy João Marques, Edmir Lopes e Jayme Scherb.

6 — Foi escolhida como sede do XXIV Congresso Brasileiro de Gastroenterologia, a ser realizado em 1974, a cidade de Petrópolis (Sociedade Fluminense de Gastroenterologia e Nutrição) tendo sido aprovada a seguinte comissão organizadora: Profs. Guilherme E. B. Cunha, Plinio Bacelar, Jorge Ferreira Machado, Geraldo Chini e Luiz Abrahão.

7 — Foram escolhidos os seguintes temas oficiais para os simpósios e mesas-redondas do XXIV Congresso Brasileiro de Gastroenterologia: Álcool em aparelho digestivo, Progresso terapêutico em Gastroenterologia, Urgências em gastroenterologia e Colestases intra e extra-hepáticas.

8 — Foi escolhido como Conferencista Nacional do XXIV Congresso Brasileiro de Gastroenterologia o Prof. Giocondo Vilanova Artigas.

9 — Foram eleitos os seguintes representantes e suplentes brasileiros para a Comunidade Lusíada de Gastroenterologia, para o período 1972/1976: Clodoaldo Beckman (PA) e suplente Fernando de Castro Lobato; Nereu de Almeida Jr. (MG) e suplente Renato Dani; Hellio Barbosa (DF) e suplente Justino B. das Neves; Jonas de Faria Castro (PR) e suplente Ronado Kohler; Joffre Marcondes de Rezende (GO) e suplente Roberto Daher; José Martins Job (RS) e suplente Fernando Carneiro Becker; Luiz Inácio Andrade Lima (PE) e suplente Jorge G. de Morais; Geraldo Siffert (GB) e suplente Osvaldo Franco de Gouveia; Geraldo Milton da Silveira (BA) e suplente Colbert Guimarães; Mário Ramos de Oliveira (SP) e suplente Waldyr da Silva Prado.

10 — Foram escolhidos como sede dos Congressos Regionais a serem realizados em 1973: na 1.ª Região o Estado do Espírito Santo; na 2.ª Região o Estado do Pará e na 3.ª Região o Estado de Santa Catarina.

11 — Foram aprovadas as sugestões apresentadas pelo Prof. Joffre Marcondes de Rezende, tornando-se a Revista Brasileira de Gastroenterologia órgão oficial da Federação Brasileira de Gastroenterologia a qual terá como diretor responsável o Prof. Geraldo Siffert e como redator-chefe o Prof. Mário Ramos de Oliveira. O conselho científico será o próprio Conselho Diretor da FBG.

12 — Encaminhar à Comissão de Estatuto e Disciplina o requerimento de diversos associados da FBG, solicitando a criação da secção de Endoscopia digestiva.

13 — Decidiu-se aguardar o prazo de 60 dias para que as Federadas em débito com a FBG saldem seus compromissos.

14 — Foi dada posse aos membros de nova diretoria de FBG para o biênio 1972/1974:

Presidente — Hellio Barbosa

Secretário-Geral: Manlio Basilio Speranzini

Secretário-Adjunto: Thomaz Imperatriz Pricoli

Tesoureiro: Sylvio Pereira de Jesus

Tesoureiro-Adjunto: Jorge Ferreira Machado.

NOTÍCIAS DAS FEDERADAS

Sociedade de Gastrenterologia e Nutrição da Guanabara desenvolveu intensa atividade em 1972, ministrando sete cursos.

Foram ministrados no período de maio a setembro de 1972 os seguintes cursos pela SGNG; Patologia e Clínica dos Intestinos organizado pelo Dr. Glaciomar Machado, III Curso de Parasistoses Intestinais coordenados pelos Drs. Armando Vasconcellos Pessoa e Waldemar Podkameni, Curso sobre Endoscopia Digestiva ministrado pelo Dr. José Figueiredo Penteado, Temas de Gastrenterologia organizados pelos Drs. Pedro Abdalla e Fenando Alvariz, II Curso sobre **(Continua na 5.ª página)**

Fig. 2-3. *(Continuação)*

Esta comissão era presidida pelo Prof. Luiz de Paula Castro, que se pronunciou favoravelmente, como revelam os documentos a seguir:

"COMISSÃO DE ESTATUTO E DISCIPLINA EMITE PARECER SOBRE IMPORTANTES ASSUNTOS RELACIONADOS À FBG"

Constituída pelos colegas José de Laurentys Medeiros, Geraldo Caldeira e Luiz de Paula Castro, da Sociedade de Gastroenterologia e Nutrição de Minas Gerais, a Comissão de Estatuto e Disciplina emitiu parecer sobre modificações a serem introduzidas nas normas para a concessão do título de Especialista, sobre a divisão da FBG em regiões e **sobre a criação da Seção de Endoscopia Digestiva**.

... a Comissão de Estatuto e Disciplina da FBG é de parecer que a Comissão Organizadora do XXIV Congresso Brasileiro, a ser realizado em Petrópolis, deverá:

A) Destinar o primeiro dia do XXIV Congresso Brasileiro às atividades de Endoscopia Digestiva.
B) Parte do dia seria destinada às atividades científicas e parte à discussão, pelos endoscopistas e pela Comissão de Estatuto e Disciplina, do anteprojeto da criação da Secção de Endoscopia Digestiva e seu Regulamento, que será submetido ao Conselho Diretor para aprovação.
C) Estudar a criação da Secção de Endoscopia Digestiva que deverá congregar os sócios interessados em endoscopia per-oral, per-anal e laparoscopia.
D) Convidar para primeiro Coordenador Nacional de Endoscopia Digestiva o Prof. José Martins Job, primeiro signatário do ofício que solicitou a criação da Secção de Endoscopia Digestiva e um dos pioneiros da especialidade em nosso país.
E) Caberá ao Coordenador Nacional a realização do programa das atividades científicas do próximo Congresso, para o que terá ampla liberdade de convidar e indicar relatores, assim como iniciar desde já trabalhos no sentido de levar ao Congresso o pensamento dos endoscopistas a respeito do Regulamento da possível Secção de Endoscopia."

A FBG, presidida por Nereu de Almeida Júnior, recebeu este parecer e encaminhou o pedido de criação da Seção de Endoscopia Digestiva para análise de uma comissão que tinha como relator o professor Clodoaldo Beckman, do Pará. ***A petição foi analisada por dois anos e, finalmente, indeferida*** (o grifo é nosso).

3 O I SEMINÁRIO BRASILEIRO DE ENDOSCOPIA DIGESTIVA (1973)

Glaciomar Machado

Os derradeiros seis meses do ano de 1972, que se seguiram ao XXIII Congresso Brasileiro de Gastrenterologia realizado em Brasília, foram de euforia e de intensa expectativa. De regresso ao Rio, estava realmente entusiasmado por termos (os endoscopistas) conseguido um número representativo de assinaturas-adesões à petição já mencionada. De fato, é possível identificar as assinaturas de renomados gastroenterologistas clínicos e de cirurgiões como Fábio Goffi, Guilherme Eurico, Hellio Barbosa, Manlio Speranzini e até do consagrado anatomopatologista Zilton Andrade. Já eram muitos os gastrenterologistas brasileiros que praticavam ***a nova endoscopia japonesa de fibra óptica*** o que justificava, plenamente, a ideia de criação de uma **Seção de Endoscopia** junto à FBG.

Acreditando que a nossa petição seria acatada, Glaciomar Machado decidiu organizar, em regime de urgência, um Seminário Brasileiro de Endoscopia Digestiva, com o objetivo de divulgar e de mostrar que a endoscopia já era uma realidade em nosso país. Tomada a decisão, o Prof. Job foi consultado, por meio de carta, cujo rascunho pode ser visto abaixo (Fig. 3-1).

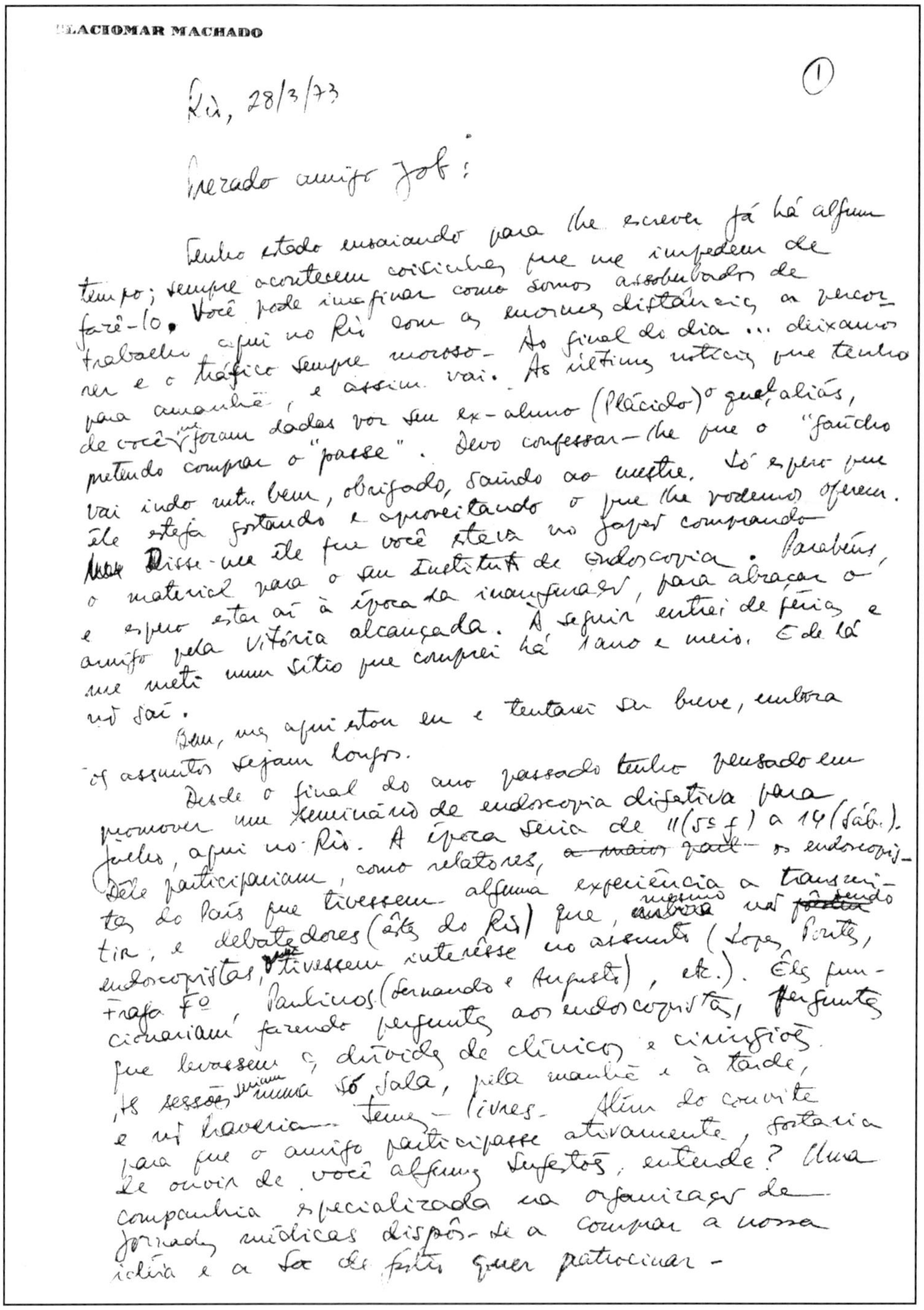
GLACIOMAR MACHADO

①

Rio, 28/3/73

Prezado amigo Job:

Tenho estado ensaiando para lhe escrever já há algum
tempo; sempre acontecem coisinhas que me impedem de
fazê-lo. Você pode imaginar como somos assoberbados de
trabalho aqui no Rio com as enormes distâncias a percor-
rer e o tráfico sempre moroso. Ao final do dia ... deixamos
para amanhã, e assim vai. As últimas notícias que tenho
de você me foram dadas por seu ex-aluno (Plácido) o qual, aliás,
pretendo comprar o "passe". Devo confessar-lhe que o "gaúcho
vai indo mto. bem, obrigado, saindo ao mestre. Só espero que
êle esteja gostando e aproveitando o que lhe podemos oferecer.
Disse-me êle que você estava no fazer comprando
o material para o seu Instituto de Endoscopia. Parabéns,
e espero estar aí à época da inauguração, para abraçar o
amigo pela vitória alcançada. A seguir entrei de férias e
me meti num sítio que comprei há 1 ano e meio. E de lá
não saí.

Bem, mas aqui estou eu e tentarei ser breve, embora
os assuntos sejam longos.

Desde o final do ano passado tenho pensado em
promover um seminário de endoscopia digestiva para
julho, aqui no Rio. A época seria de 11 (5ª f) a 14 (sáb.).
Dele participariam, como relatores, ~~a maior part~~ os endoscopis-
tas do País que tivessem alguma experiência a transmi-
tir, e debatedores (até do Rio) que, ~~embora~~ mesmo não ~~pratica~~ sendo
endoscopistas, que tivessem interêsse no assunto (Lopes, Pontes,
Fraga Fº, Paulinos (Fernando e Augusto), etc.). Êles fun-
cionariam fazendo perguntas aos endoscopistas, perguntas
que levassem as dúvidas de clínicos e cirurgiões.
As sessões seriam numa só sala, pela manhã e à tarde,
e não haveriam temas livres. Além do convite
para que o amigo participasse ativamente, gostaria
de ouvir de você alguns sugestões, entende? Uma
companhia especializada na organização de
jornadas médicas dispôs-se a comprar a nossa
idéia e a Sa de fato quer patrocinar -

Fig. 3-1. Rascunho de carta de Glaciomar Machado para José Job sobre o I Seminário Brasileiro de Endoscopia. *(Continua)*

(2)

GLACIOMAR MACHADO

Outra coisa, a tarde do último dia seria dedicada à discussão de problemas relacionados à especialidade, à organização definitiva da nossa secção dentro da Sociedade, etc, etc.

E por falar nisso, e lhe peço urgência na resposta, estou pensando em mandar um memorial, anexado ao que foi apresentado em Brasília, pedindo a mesma coisa; o que acha? Poderíamos escrever aos outros colegas e pedir que fizessem o mesmo nas outras federadas. Assim, forçaríamos uma decisão da Sociedade, não acha?

Soube, por fontes fidedignas, que os 2 colóquios sobre endoscopia, foram retirados do próximo Congresso e que seria dedicado todo o 1º dia (domingo) à endoscopia, conforme era nosso desejo. Só que não sei a quem darão a organização disto. Eu afirmei à esta pessoa (Orlando Vieira) que nós temos uma diretoria constituída fraternalmente e que esta diretoria, a nosso ver, ~~seria a~~ deveria ser a responsável pela elaboração da programação. Soube que hoje à noite haverá uma reunião e que isto será dito lá. Logo que souber aviso.

Creio que, em linhas gerais, é tudo o que tenho por agora. Poderia falar-lhe por telefone mas, atualmente, não tenho podido enfrentar as despesas.

Espero ansiosamente sua resposta e me despeço pedindo-lhe que me recomende aos seus e lhe enviando um forte abraço.

Glaciomar

Fig. 3-1. *(Continuação)*

Foi em terreno fértil, preparado em Brasília, que se realizou o I Seminário Brasileiro de Endoscopia Digestiva, entre 11 e 14 de julho de 1973, no anfiteatro do Ministério de Educação e Cultura, localizado no centro da cidade do Rio de Janeiro, à Avenida Graça Aranha, que nos foi gentilmente cedido.

Com algum esforço, consegui o patrocínio de diversos laboratórios farmacêuticos e da firma Adaga. Contei também com o apoio da Sociedade de Gastroenterologia do Rio de Janeiro, por meio de seu secretário, Sérgio Fernandes Ramos e de seu presidente, Flávio San Juan.

O programa, cujo esboço original pode ser visto na Figura 3-2, foi elaborado de modo a permitir que um grande número dos presentes participasse ativamente. Constou de:

A) Três cursos práticos de endoscopia digestiva, com número de vagas limitado a 30 (trinta) pessoas cada um, funcionando de 8:00 às 12:00 horas, sob a direção de Glaciomar Machado, no Hospital Municipal Miguel Couto; José F. Penteado, no Hospital do INSS de Ipanema e de Sérgio V. Andrade, na Santa Casa da Misericórdia.
B) Mesas-redondas, cada uma com quatro categorias de participantes: presidente, moderador, relator e debatedor (Fig. 3-3) Cada mesa-redonda era composta de duas partes distintas: na primeira parte, cada relator (necessariamente endoscopista) apresentava sua experiência sobre o tema durante quinze minutos. A direção da mesa-redonda ficava a cargo do moderador (também necessariamente endoscopista), que não era o presidente da mesma e que dispunha, no encerramento desta primeira parte, dos mesmos 15 minutos para apresentação de sua casuística. Na segunda parte, cada um dos debatedores (endoscopistas e convidados não endoscopistas – gastrenterologistas clínicos, cirurgiões bronco-esofagologistas e coloproctologistas – tinha cinco minutos para discutir o que fora apresentado na primeira parte podendo, inclusive, utilizar diapositivos. Nesta segunda parte, a direção passava do moderador para o presidente da mesa, constituída por nomes ilustres da Medicina Nacional.

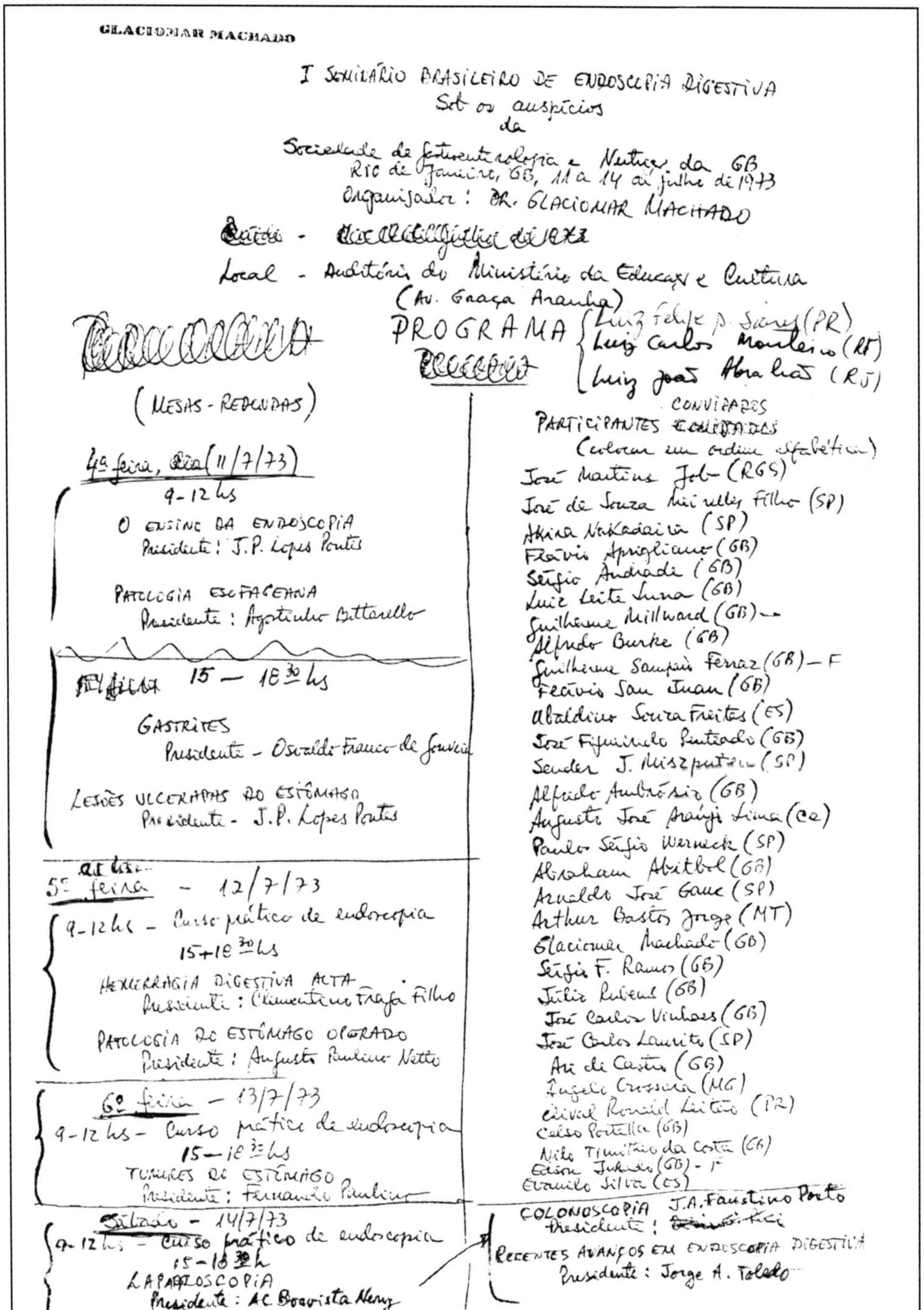
GLACIOMAR MACHADO

I SEMINÁRIO BRASILEIRO DE ENDOSCOPIA DIGESTIVA
Sob os auspícios
da
Sociedade de Gastroenterologia e Nutrição da GB
Rio de Janeiro, GB, 11 a 14 de julho de 1973
Organizador: DR. GLACIOMAR MACHADO
[illegible] - [illegible]
Local - Auditório do Ministério da Educação e Cultura
(Av. Graça Aranha)

PROGRAMA
Luiz Felipe P. Simões (PR)
Luiz Carlos Monteiro (RJ)
Luiz João Abrahão (RJ)

(MESAS-REDONDAS)

4ª feira, [illegible] (11/7/73)
9-12 hs
O ENSINO DA ENDOSCOPIA
Presidente: J.P. Lopes Pontes
PATOLOGIA ESOFAGEANA
Presidente: Agostinho Bettarello
15 — 18 30 hs
GASTRITES
Presidente - Oswaldo Franco de Gouvêa
LESÕES ULCERADAS DO ESTÔMAGO
Presidente - J.P. Lopes Pontes

5ª feira - 12/7/73
9-12 hs - Curso prático de endoscopia
15-18 30 hs
HEMORRAGIA DIGESTIVA ALTA
Presidente: Clementino Fraga Filho
PATOLOGIA DO ESTÔMAGO OPERADO
Presidente: Augusto Paulino Netto

6ª feira - 13/7/73
9-12 hs - Curso prático de endoscopia
15-18 30 hs
TUMORES DO ESTÔMAGO
Presidente: Fernando Paulino

Sábado - 14/7/73
9-12 hs - Curso prático de endoscopia
15-18 30 h
LAPAROSCOPIA
Presidente: A.C. Boavista Nery

CONVIDADOS
PARTICIPANTES
(colocar em ordem alfabética)
José Martins Job - (RGS)
José de Souza Meirelles Filho (SP)
Akira Nakadaira (SP)
Flávio Aprigliano (GB)
Sérgio Andrade (GB)
Luiz Leite Luna (GB)
Guilherme Millward (GB)
Alfredo Burke (GB)
Guilherme Sampaio Ferraz (GB) - F
Flávio San Juan (GB)
Abaldimo Souza Freitas (ES)
José Figueiredo Penteado (GB)
Sender J. Miszputen (SP)
Alfredo Ambrósio (GB)
Augusto José Araújo Lima (CE)
Paulo Sérgio Werneck (SP)
Abraham Abitbol (GB)
Arnaldo José Ganc (SP)
Arthur Bastos Jorge (MT)
Glaciomar Machado (GB)
Sérgio F. Ramos (GB)
Júlio Rubens (GB)
José Carlos Vinhaes (GB)
José Carlos Laurito (SP)
Ari de Castro (GB)
Ângelo Crossara (MG)
Clóvis Ronald Leitão (PR)
Celso Portella (GB)
Nilo Timótheo da Costa (GB)
Edson Jurado (GB) - F
Evanilo Silva (ES)
COLONOSCOPIA
Presidente: J.A. Faustino Porto
RECENTES AVANÇOS EM ENDOSCOPIA DIGESTIVA
Presidente: Jorge A. Toledo

Fig. 3-2. Esboço original da programação do I Seminário Brasileiro de Endoscopia Digestiva, Rio de Janeiro, 11 a 14 de julho de 1973.

GLACIOMAR MACHADO

Meu prezado

Em todos os países têm sido realizados cursos, jornadas e congressos sôbre endoscopia digestiva. Pensando nisto e, especialmente, no crescente interêsse dos gastrenterologistas brasileiros pelos métodos endoscópicos, é que organizamos um Seminário Brasileiro de Endoscopia Digestiva a ser realizado no Rio, de 11 a 14 de julho próximo.

A programação será cumprida em duas partes: pela manhã, demonstrações práticas (esôfago-gastro-duodenoscopia, colonoscopia, laparoscopia); à tarde, discussão de temas pertinentes à endoscopia digestiva sob a forma de mesas-redondas. Destas mesas-redondas participarão relatores (endoscopistas) e debatedores (não necessàriamente endoscopistas) o que, segundo minhas previsões, possibilitará amplo debate sôbre os assuntos a serem focalizados. É tempo, também, de continuarmos nossa conversa quanto ao futuro da endoscopia digestiva em nosso meio. E isso faremos, todos juntos, à época do Seminário. Em Brasília, quando da realização do último Congresso de Gastroenterologia, já foram tomadas as primeiras posições, lembra-se ?

Depois disto tudo, vamos ao assunto principal: você faz parte de nosso esquema de mesas-redondas. Gostaria de saber qual é sua situação atual em relação a número de exames efetuados, qual a área da endoscopia digestiva de sua preferência e em que assunto você poderia contribuir para o sucesso dêste conclave. Peço a você que dê sugestões sôbre a programação, exposta resumidamente acima, caso não esteja de seu agrado.

Contando com sua resposta o mais breve possível, para que eu organize a programação definitiva, despeço-me cordialmente,

Glaciomar Machado.

Rua Almte. Gonçalves, 35 ap. 501
Copacabana, ZC 37
20.000 - Rio de Janeiro - GB

Fone 256.8050

P.S. - Peço-lhe que sua resposta chegue até 25/4/73.

Fig. 3-3. Modelos dos convites para participação na programação científica do I Seminário Brasileiro de Endoscopia Digestiva. *(Continua)*

INSTITUTO DE GASTROENTEROLOGIA DE SÃO PAULO
CENTRO MÉDICO E CIRÚRGICO DE SÃO PAULO
C G C 61 442 190/001
RUA SÍLVIA, 276 - TELEFONE: 288-6611 (PBX)
CONSULTAS: 288-3296 E 288-5212 - DIRETOS

Caro Placidino

Recebi hoje as comunicações sobre minha participação no Seminário. Muito obrigado pelo honroso convite.

Na mesa de qual V. é coordenador já tenho a informação que vou falar sobre citologia.

Estou as ordens para qualquer outro assunto e/ou pergunta.

Um abraço do amigo

[assinatura]
12.6.73

DR. JOSÉ DE SOUZA MEIRELLES FILHO
CRM 310 CPF 006767218
RESIDÊNCIA: 286-1908

Igsp - mod. 9-g - 2.000 - 2/73

011 -

Fig. 3-3. *(Continuação)*

Rio de Janeiro, 27 de abril de 1973

Prezado,

Tenho a honra de convidá-lo para Relator da mesa-redonda: no I Seminário Brasileiro do Endoscopia Digestiva.

O conclave será realizado de 11 a 14 de Julho do corrente ano no Auditório do Ministério da Educação e Cultura à Av. Graça Aranha GB e obedecerá a programação que lhe será remetida posteriormente.

A mesa- redonda que o colega irá participar está programada para às horas do dia e será dividida em duas partes:

- na 1ª parte, cada Relator (endoscopista) apresentará sua experiência sôbre o assunto durante 15 minutos. Esta fase será moderada pelo / Dr. com o qual solicitamos ao colega entre em contacto o mais breve possível.

- na 2ª parte, os debatedores (não necessàriamente endoscopistas) discutirão o que foi apresentado na 1ª parte dispondo cada um de 10 minutos.

Certo de sua aceitação para maior brilhantismo dos trabalhos,

Glaciomar Machado
Organizador

P.S. os participantes desta mesa são os doutores:

Fig. 3-3. *(Continuação)*

Rio de Janeiro, 27 de abril de 1973

Prezado,

Tenho a honra de convidá-lo para Debatedor da mesa-redonda: "Hemorragia digestiva alta" no I Seminário Brasileiro de Endoscopia Digestiva.

O conclave será realizado de 11 a 14 de Julho do corrente ano no Auditório do Ministério da Educação e Cultura à Av.Graça / Aranha GB, e obedecerá a programação que lhe será remetida posteriormente. (Em anexo)

A mesa-redonda que o colega irá participar está programada para as 15 horas do dia 12 e será dividida em duas partes:

- na 1ª parte, cada Relator (endoscopista) apresentará sua experiência sôbre o assunto durante 15 minutos.
- na 2ª parte, os Debatedores (não necessariamente endoscopistas) discutirão o que foi apresentado na 1ª parte, dispondo cada um de 10 minutos, quando terão oportunidade de exibir diapositivos caso considerem necessário.

Certo de sua aceitação para maior brilhantismo dos trabalhos

Glaciomar Machado
Organizador

P.S. os participantes desta mesa são os doutores:

Relatores	Debatedores
Luiz Leite Luna	Celso Portella
José F. Penteado	Nilo Timotheo da Costa
Glaciomar Machado	Edson Jurado
José Martins Job	Evanilo Silva
Olival Ronald Leitão	

Fig. 3-3. *(Continuação)*

Segue abaixo um sumário da programação científica:

1. O Seminário foi aberto pelo organizador que, após homenagem ao Prof. José de Paula Lopes Pontes, um dos pioneiros da Endoscopia Digestiva no Brasil, passou ao mesmo a presidência e a moderação da **mesa-redonda "O ENSINO DA ENDOSCOPIA"**, que teve como participantes Flávio Aprigliano (RJ), Glaciomar Machado (RJ), José M Job (RS) e José de S. Meirelles (SP) (Figs. 3-4 e 3-5).

   O assunto foi amplamente debatido e acompanhado com grande interesse pelo auditório, resultando nos seguintes pontos mais importantes:

   A) Necessidade da organização de centros de especialização que se destinem a treinamento adequado de futuros especialistas.
   B) Importância de um intercâmbio constante entre os endoscopistas para o desenvolvimento de uma sistematização dos exames.
   C) Todos foram unânimes em reconhecer os efeitos negativos que paradoxalmente foram introduzidos pela melhoria técnica dos aparelhos. Em especial, citaram a grande flexibilidade, a relativa simplicidade de funcionamento e o calibre reduzido dos instrumentos, como os principais responsáveis pelo manuseio dos fibroscópios por médicos ainda sem conhecimento suficiente da especialidade, resultando em um exagero de indicações, em exames inadequados e aumento de problemas iatrogênicos, podendo criar uma falsa-imagem negativa dos métodos endoscópicos.

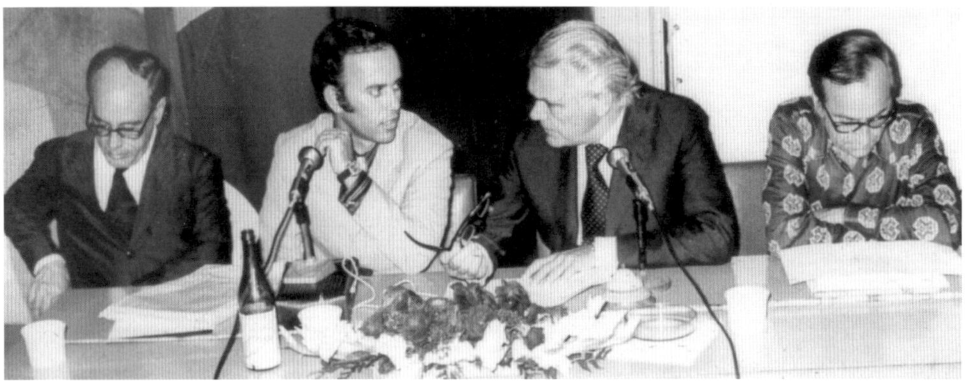

Fig. 3-4. Mesa-redonda **O Ensino da Endoscopia**. Da esquerda para a direita: José Martins Job (RS), Glaciomar Machado (RJ), José de Paula Lopes Pontes (RJ) e José de Souza Meirelles (SP).

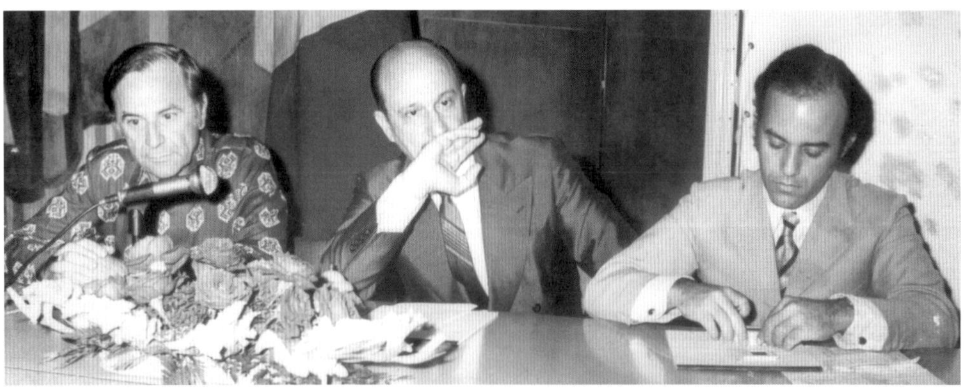

Fig. 3-5. Mesma mesa-redonda. Da esquerda para a direita: José Meirelles (SP), Flávio Aprigliano (RJ) e Glaciomar Machado (RJ).

2. **MESA-REDONDA "PATOLOGIA ESOFAGIANA"** (Fig. 3-6).
   Presidente: Agostinho Bettarello (SP)
   Moderador: Flávio Aprigliano (RJ)
   Relatores:
   - Luiz L. Luna (RJ)
   - Sérgio V. Andrade (RJ)
   - Flávio Aprigliano (RJ)

   Debatedores:
   - Alfredo Burke (RJ)
   - Flávio San Juan (RJ)
   - Guilherme Millward (RJ)
   - Guilherme Sampaio Ferraz (RJ)
   - Ubaldino S. Freitas (ES)

   Luiz Luna discorreu sobre "Patologia do Esôfago em Geral", enfatizando que:

   1. 70% de seus exames não tinham indicação precisa da existência de esofagopatia. Mesmo assim, em 25% destes, foram detectadas lesões no esôfago.
   2. A patologia mais frequentemente encontrada foi esofagite.
   3. Usa o seguinte critério para diagnosticar hérnia hiatal por deslizamento: se a "linha Z" (transição entre epitélio esofagiano e gástrico) estiver a mais de 2 (dois) cm do pinçamento diafragmático estando o paciente em expiração forçada.
   4. Diagnosticou varizes em 15% dos pacientes com exames radiológicos negativos.

   Sérgio Andrade, ao abordar a "Contribuição da Manometria à Patologia do Esôfago", destacou:

   1. A dificuldade de diagnosticar endoscopicamente pequenas hérnias hiatais (aquelas cuja distância entre a "linha Z" e o pinçamento diafragmático é inferior a 2 cm), uma vez que estudos empregando manometria e biópsias seriadas mostraram que a "linha Z" pode estar localizada 2-3 cm no tubo muscular identificado funcionalmente como esôfago.
   2. Combinar manometria e cine-esofagografia seria o método mais correto e sofisticado para se estabelecer o diagnóstico nestas eventualidades (pequenas hérnias hiatais).
   3. Maior importância, entretanto, reside no diagnóstico de refluxo gastroesofagiano e suas consequências, das quais o destaque fica para a esofagite, tanto do ponto de vista macro como microscópico.

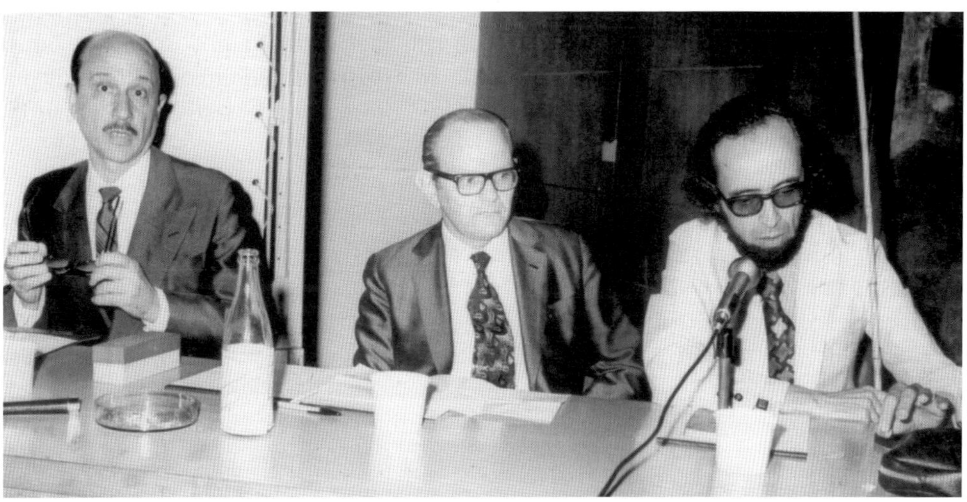

Fig. 3-6. Mesa-redonda **Patologia Esofagiana**. Da esquerda para a direita: Flávio Aprigliano (RJ); Agostinho Bettarello (SP) e Sérgio Andrade (RJ).

4. Importante ter em mente as várias situações não patológicas capazes de alterar as funções do esfíncter esofagiano inferior (EEI) permitindo o refluxo como, por exemplo, a insuflação do esôfago durante o exame.
5. A manometria também é importante para o diagnóstico das alterações funcionais, ou seja, dos distúrbios neuromusculares, como o megaesôfago, doença de Chagas, acalasia idiopática, alterações motoras da esclerodermia etc.

Flávio Aprigliano encerrou esta primeira parte dos trabalhos discorrendo especificamente sobre "Esôfago de Barrett", que definiu como "o esôfago inferior recoberto por mucosa gástrica". Reviu historicamente esta patologia, caracterizando dois tipos de ulcerações que podem ser identificadas no esôfago:

A) Ulcerações superficiais múltiplas, que raramente ultrapassam a mucosa, consequentes, quase sempre, da ação do suco ácido-péptico sobre a mucosa do órgão, em decorrência de incontinência do cárdia.
B) Ulcerações mais profundas, quase sempre únicas, muito semelhantes às úlceras gástricas. Como se localizam em epitélio gástrico, Barrett as considerou úlceras gástricas em estômago tubular intratorácico. Mais tarde, em 1953, e, posteriormente, em 1957, Allison e Johnston e o próprio Barrett verificaram que este segmento tinha as características de esôfago, passando a denominá-lo "esôfago inferior recoberto por epitélio gástrico, colunar".

Concluiu realçando que esta patologia tem sido vista com maior frequência nos últimos anos, embora seja rara quando comparada às outras afecções esofagianas.

3. A **MESA-REDONDA "GASTRITES"** foi presidida por Osvaldo F. Gouvêia (RJ) e moderada por José F. Penteado (RJ).
Relatores:
José S. Meirelles (SP)
Sender Miszputen (SP)
José F. Penteado (RJ)
Debatedores:
Abraham Abitbol (RJ)
Arnaldo J. Ganc (SP)
Augusto José de A. Lima (CE)
Paulo Werneck (SP)

José Meirelles definiu gastrite como uma "inflamação da mucosa gástrica", o que requer sua caracterização sistemática do ponto de vista macroscópico (endoscópico) e outro microscópico (histopatológico) através da biópsia. Usa o critério histopatológico para sua conceituação. Enfatizou a importância da gastrite atrófica por suas conotações prognósticas.

Sender Miszputen lembrou que esta é uma das patologias em que a endoscopia leva nítida vantagem sobre a radiologia em relação ao diagnóstico. Quinze por cento da totalidade de seus exames tiveram diagnóstico final de gastrite: 30% na forma generalizada e, em 50%, localizadas na região pilórica ou antropilórica. A seguir mostrou extenso material comparativo entre Radiologia e Endoscopia em casos de gastrite antropilórica.

José F. Penteado discorreu sobre "Imunologia das Gastrites Crônicas", tema que vinha estudando com a Dra. Anadil Roselli (histopatologia) e o Dr. A. Oliveira Lima (imunologia). Concluiu sua apresentação relatando não ter encontrado especificidade de anticorpos contra célula parietal para todos os indivíduos que têm gastrite. Enfatizou a necessidade do estudo das formas "progressivamente evolutivas" para estágios mais graves que podem levar, em determinado grupo, à anemia perniciosa e talvez ao câncer gástrico, pois foi, neste grupo, que os autoanticorpos foram encontrados.

4. **MESA-REDONDA "LESÕES ULCERADAS DO ESTÔMAGO"**:
Presidente: J. P. Lopes Pontes (RJ)
Moderador: Glaciomar Machado (RJ)
Relatores:
José M. Job (RS)
José S. Meirelles (SP)
José F. Penteado (RJ)
Glaciomar Machado (RJ)
Debatedores:
Ari de Castro (RJ)
Ângelo Crossara (MG)
José Carlos Laurito (SP)
Júlio Rubens (RJ)
Sérgio F. Ramos (RJ)

Todos os componentes da mesa realçaram a dificuldade do diagnóstico diferencial correto entre úlcera benigna e maligna, a menos que sejam utilizadas citologia e biópsia por via endoscópica. Foram exibidos diapositivos como exemplos de úlceras benignas e malignas, enfatizando-se as características endoscópicas de benignidade e malignidade. Glaciomar Machado, recém-chegado de estágio no "Gan-Ken (Cancer Institute Hospital), em Tóquio, trouxe a contribuição japonesa, explicando detalhadamente, com extensa documentação com diapositivos, o "ciclo da úlcera maligna", proposta por Sakita *et al.* (*Gastroenterolgy* 1971;60:835): "uma úlcera maligna pode resultar de uma ulceração péptica localizada em uma área de carcinoma limitado à mucosa – Mallory, 1935 (*N Engl J Med* 1935;212:481); Eusterman, 1942 (*JAMA* 1942;118:1) ou (b) da transformação maligna de bordo de úlcera benigna (Newcomb, 1932 (*Brit J Surg* 1932;20:279). Como o centro da ulceração está livre de tumor, ocorre regeneração com epitélio não carcinomatoso. A seguir, existe uma progressiva invasão deste epitélio cicatricial por células malignas. Finalmente, observa-se uma recorrência da ulceração, fechando o ciclo".

5. **MESA-REDONDA "HEMORRAGIA DIGESTIVA ALTA"**:
Presidente: Clementino Fraga Filho (RJ)
Moderador: José M. Job (RS)
Relatores:
Glaciomar Machado (RJ)
José F. Penteado (RJ)
Luiz L. Luna (RJ)
Olival R. Leitão (PR)
José M. Job (RS)
Debatedores:
Celso M. Portela (RJ)
Edson Jurado (RJ)
Evanilo Silva (ES)
Hellio Barbosa (DF)
Luiz J. Abrahão (RJ)
Luiz Carlos Monteiro (RJ)
Nilo Timotheo da Costa (RJ)

Todos os relatores foram unânimes em reconhecer a importância de atitude agressiva nos casos de hemorragia digestiva alta, representada principalmente pelo emprego da endoscopia de urgência.

Luiz Luna, Olival Leitão e José Penteado discorreram exaustivamente sobre o tema e Luna, recém-chegado de Boston, posteriormente um dos criadores e responsável pela endoscopia no reconhecido e pioneiro Centro de Hemorragia Digestiva do Hospital do Andaraí, mostrou grande número de diapositivos para ilustrar a sua exposição. Glaciomar

Machado apresentou sua experiência com pacientes acima de 60 anos de idade, enfatizando que, nestes pacientes, as hemorragias digestivas frequentemente causam grandes problemas. A seguir, mostrou a importância do tempo decorrido entre o episódio hemorrágico e a execução da endoscopia, para o apuro diagnóstico: nos doentes atendidos nas primeiras 48 horas, o diagnóstico foi estabelecido em 89,3% dos pacientes, passando a 97,7% se a endoscopia era realizada nas primeiras 24 horas e a 55,5% se o exame era realizado decorridos mais de oito dias do episódio hemorrágico.

José M. Job comentou as apresentações anteriores, assinalando as vantagens do uso da Metoclopramida antes da endoscopia, com a finalidade de estimular o esvaziamento gástrico. Questionou a necessidade da lavagem gástrica sistemática, somente empregada em 4% dos casos na Inglaterra. Finalmente, teceu comentários sobre o recém-inaugurado Centro de Endoscopia em Porto Alegre, sob sua direção, equipado para atender "todos os tipos e situações em endoscopia digestiva".

6. **MESA-REDONDA "PATOLOGIA DO ESTÔMAGO OPERADO"** (Fig. 3-7):
Presidente: Augusto Paulino Netto (RJ)
Moderador: José S. Meirelles (SP)
Relatores:
    Alceu S. Ferraz (PR)
    Arnaldo J. Ganc (SP)
    Cláudio Wolff (RS)
    Luiz Felipe de Paula Soares (PR)
    Shinichi Ishioka (SP)
Debatedores:
    Fernando Paes Leme (RJ)
    José Ribamar S. Azevedo (RJ)
    Luiz João Abrahão (RJ)
    Luiz Carlos Monteiro (RJ)
    Márcio A. R. Cunha (RJ)
    Orlando Marques Vieira (RJ)
    Ubaldino S. Freitas (ES)

Todos os participantes enfatizaram a frequência da gastrite pós-gastrectomia e a importância da endoscopia para o estudo do estômago operado, tendo em conta as limitações da radiologia neste tipo de paciente. Foram também relatados casos de carcinoma do coto gástrico em pacientes gastrectomizados por lesões benignas.

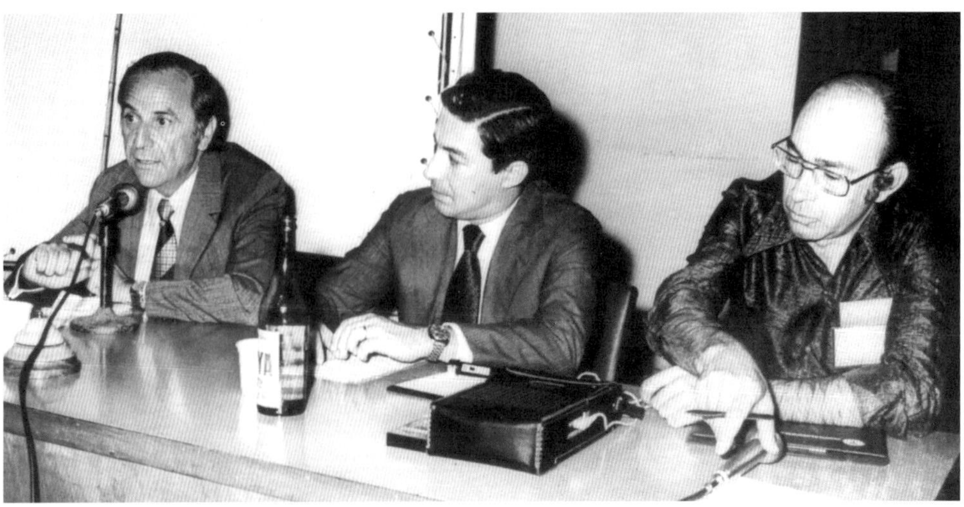

Fig. 3-7. Mesa-redonda **Patologia do Estômago Operado**. Da esquerda para a direita: José Meirelles (SP), Augusto Paulino Neto (RJ) e Alceu Ferraz (PR).

7. **MESA-REDONDA "TUMORES DO ESTÔMAGO"** (Figs. 3-8 e 3-9):
Presidente: Fernando Paulino (RJ)
Moderador: Glaciomar Machado (RJ)
Relatores:
João Carlos Prolla (RS)
José M. Job (RS)
José S. Meirelles (SP)
José F. Penteado (RJ)
Shinichi Ishioka (SP)
Glaciomar Machado (RJ)
Debatedores:
David Szpacenkopf (RJ)
Felício Falci (RJ)
Jurandir A. Dias (RJ)
Noel Moreira (MG)
Rodolpho P. Rocco (RJ)
Silvando Barbalho Rodrigues (RJ)

Houve concordância geral que o diagnóstico precoce é a única forma de melhor prognóstico e mesmo de cura. Meirelles lembrou das dificuldades de implantação do programa japonês no Ocidente (*mass survey*), sugerindo voltarmos as atenções para determinadas

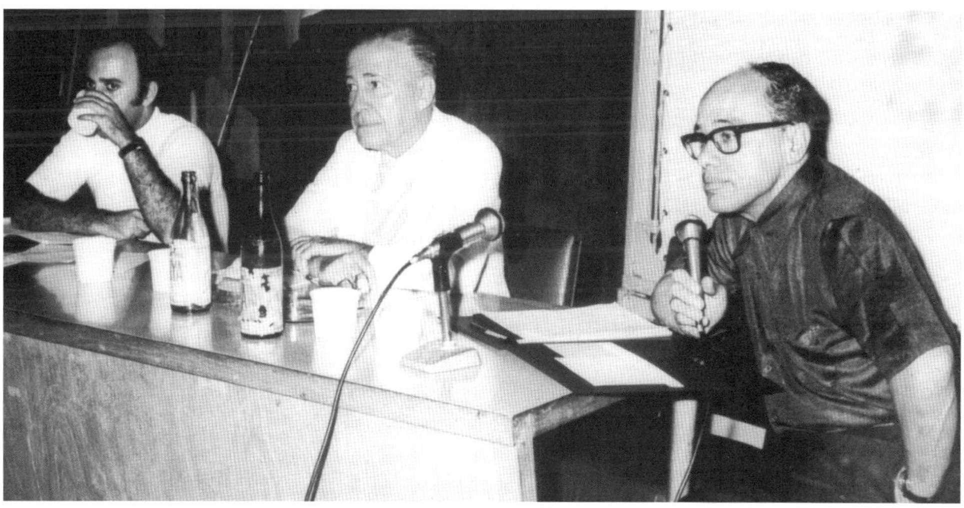

Fig. 3-8. Mesa-redonda **Tumores do Estômago**. Da esquerda para a direita: Glaciomar Machado (RJ), Fernando Paulino (RJ) e José M. Job (RS).

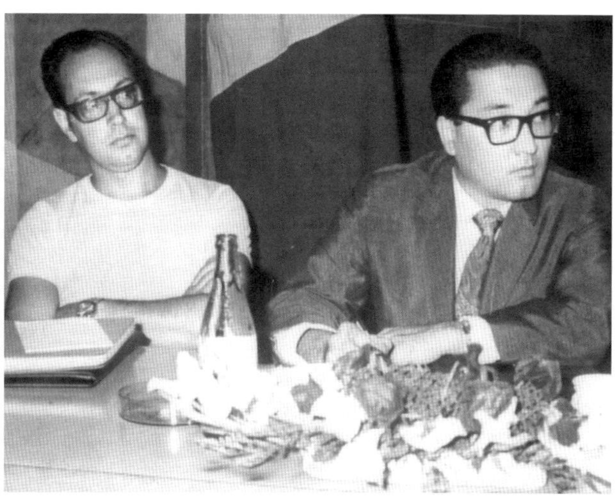

Fig. 3-9. Mesma mesa-redonda da Fiq. 3-8. Da esquerda para a direita: João Carlos Prolla (RS) e Shinichi Ishioka (SP).

condições patológicas, consideradas pré-cancerosas, como a gastrite atrófica, as úlceras gástricas, os pólipos gástricos maiores que um centímetro de diâmetro e os gastrectomizados.

Todos os participantes adotavam, em seus respectivos serviços, a classificação macroscópica do carcinoma superficial (*early gastric cancer*) proposta pela *Japan Gastroenterological Society*.

Foi largamente enfatizada a necessidade de complementação dos exames endoscópicos com citologia e biópsia constituída por, pelos menos, 7 (sete) fragmentos.

Finalmente, João Carlos Prolla discorreu sobre "Linfomas Gástricos" mostrando suas formas infiltrativa e ulcerada, ressaltando a importância da coloração das lâminas (biópsias) pelo método *Giemsa* para a diferenciação entre linfoma e carcinoma.

8. **MESA-REDONDA "LAPAROSCOPIA"**:
Presidente: A. L. Boavista Nery (RJ)
Moderador: José M. Job (RS)
Relatores:
    Alfredo Boeira (RS)
    Sylvio P. de Jesus (DF)
    José M. Job (RS)
Debatedores:
    Burech B. Abramovitch (RJ)
    Carlos Alberto Barone (MG)
    Fernando Portela (RJ)
    Humberto Ramalho (CE)

Mereceu destaque o fato de o método ser empregado em regime ambulatorial, sem necessidade de se recorrer a centro cirúrgico para a sua realização, tal como ocorre na França. Foram descritos técnica, indicações, contraindicações e os acidentes provocados pela laparoscopia.

9. **MESA-REDONDA "COLONOSCOPIA"**:
Presidente: J. A. Faustino Porto (RJ)
Moderador: Décio G. Pereira (RJ)
Relatores:
    Burech B. Abramovitch (RJ)
    José P. Magalhães (RJ)
    Glaciomar Machado (RJ)
Debatedores:
    Américo Caparica (RJ)
    José M. Job (RS)
    Léo P. Carvalhaes (RJ)

Os participantes enfatizaram que:

A) O método ainda estava em fase de implantação em nosso meio.
B) As indicações deveriam estar limitadas a dúvidas não esclarecidas pelo clister opaco e para controle de lesões, como a colite ulcerativa e a doença de Crohn dos cólons.

Finalmente, Glaciomar Machado mostrou os primeiros casos de colonoscopia total até o ceco, realizadas por ele na 4ª Cadeira de Clínica Médica, Serviço do Prof. Lopes Pontes, UFRJ, ressaltando o pioneirismo daquele Serviço Universitário, onde a colonoscopia era realizada desde 1972.

10. O Seminário foi encerrado com a **mesa-redonda "RECENTES AVANÇOS EM ENDOSCOPIA DIGESTIVA"**, que contou, como participantes:
Presidente e moderador: Jorge A. Toledo (RJ)
Relatores e debatedores:
Glaciomar Machado (RJ)
José M. Job (RS)
Luiz L. Luna (RJ)

Os destaques desta sessão foram:

1. O relato das primeiras esofagogastroduodenoscopias (panendoscopias) utilizando os panendoscópios, introduzidos na América Latina por Luiz Luna.
2. A comunicação das primeiras colangiopancreatografias retrógradas por via endoscópica peroral nas Américas, independentemente por Glaciomar Machado (RJ) e José M. Job (RS).

O sucesso do Seminário foi garantido pela presença de cerca de 300 (trezentos) participantes, fizessem ou não endoscopia digestiva, que saíram convencidos de que a gastrenterologia experimentava uma mudança de rumo sem precedentes, e com a certeza de sua continuidade com a realização do II Seminário Brasileiro de Endoscopia Digestiva, programado para 1974 em Porto Alegre, sob a coordenação de José Martins Job (Figs. 3-10 a 3-12).

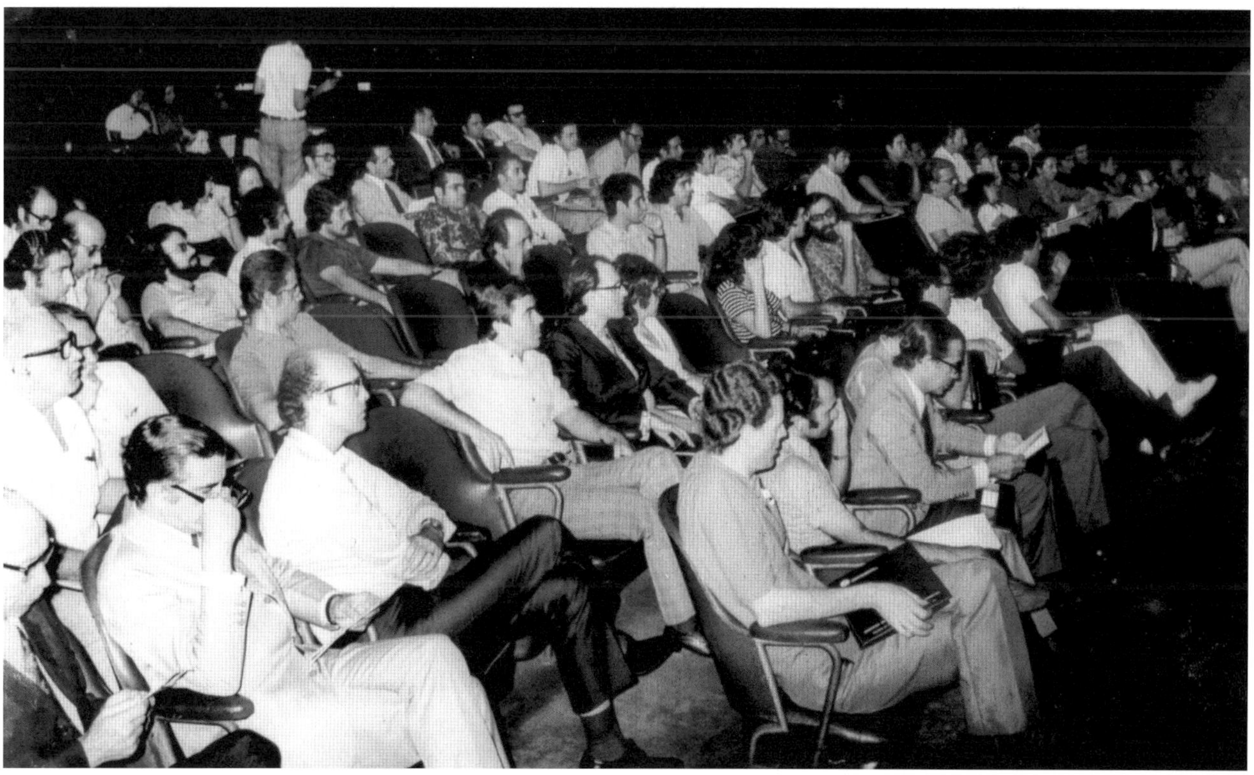

Fig. 3-10. I Seminário Brasileiro de Endoscopia Digestiva, auditório do Ministério de Educação e Cultura. Da esquerda para a direita, primeira fileira, no 1º assento – o endoscopista Ângelo Crossara (MG); no 3º assento, o gastroenterologista Nilo Timotheo da Costa (RJ); na segunda fileira: 2º assento, o Professor Titular de Clínica Médica Clementino Fraga Filho (RJ); no 5º assento, o endoscopista José Flávio Coelho (RJ); na terceira fileira, o endoscopista Dante Dorigo (RJ), os gastrenterologistas Almir Salomão (Campos, RJ) e Ernesto Carlos Pessanha (Campos, RJ) e na quarta fileira, o endoscopista Paulo Hirano (Campos, RJ).

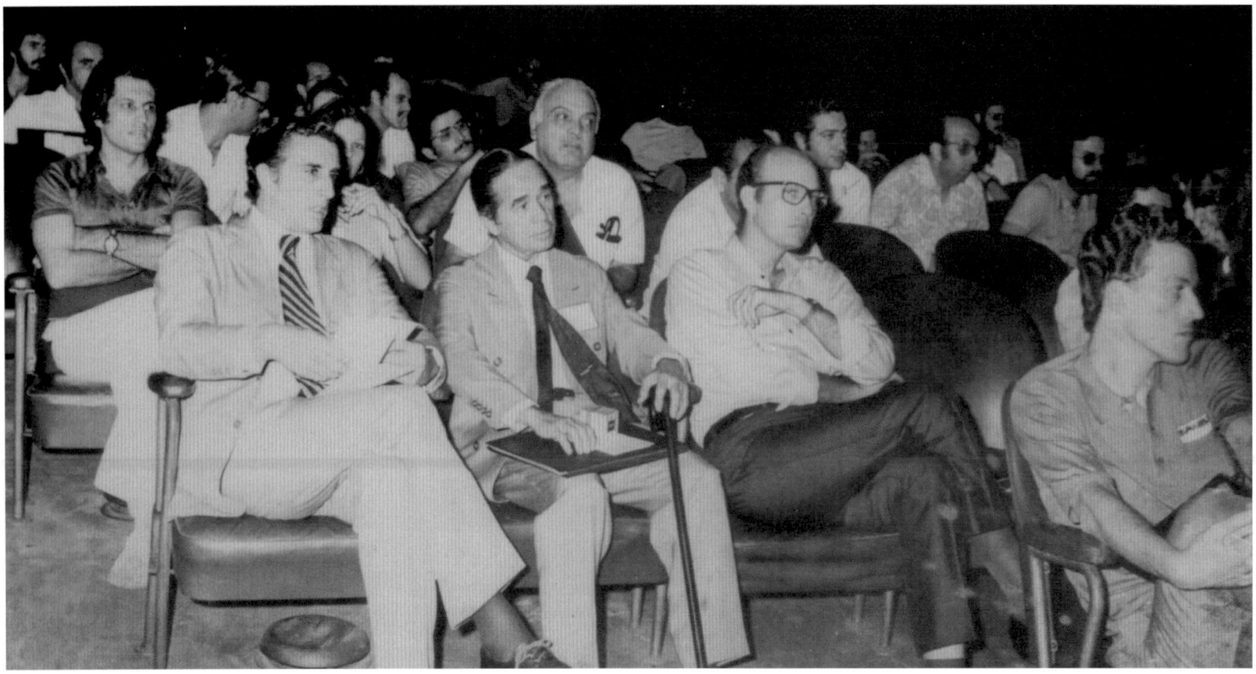

Fig. 3-11. I Seminário Brasileiro de Endoscopia Digestiva, anfiteatro do Ministério de Educação e Cultura. Da esquerda para a direita, na primeira fila, o endoscopista Ângelo Crossara (MG); na segunda, os Profs. de Clínica Médica, Clementino Fraga Filho e de Gastrenterologia, Nilo Timotheo da Costa; na terceira, o cirurgião oncologista, Jurandir de Almeida Dias (RJ)

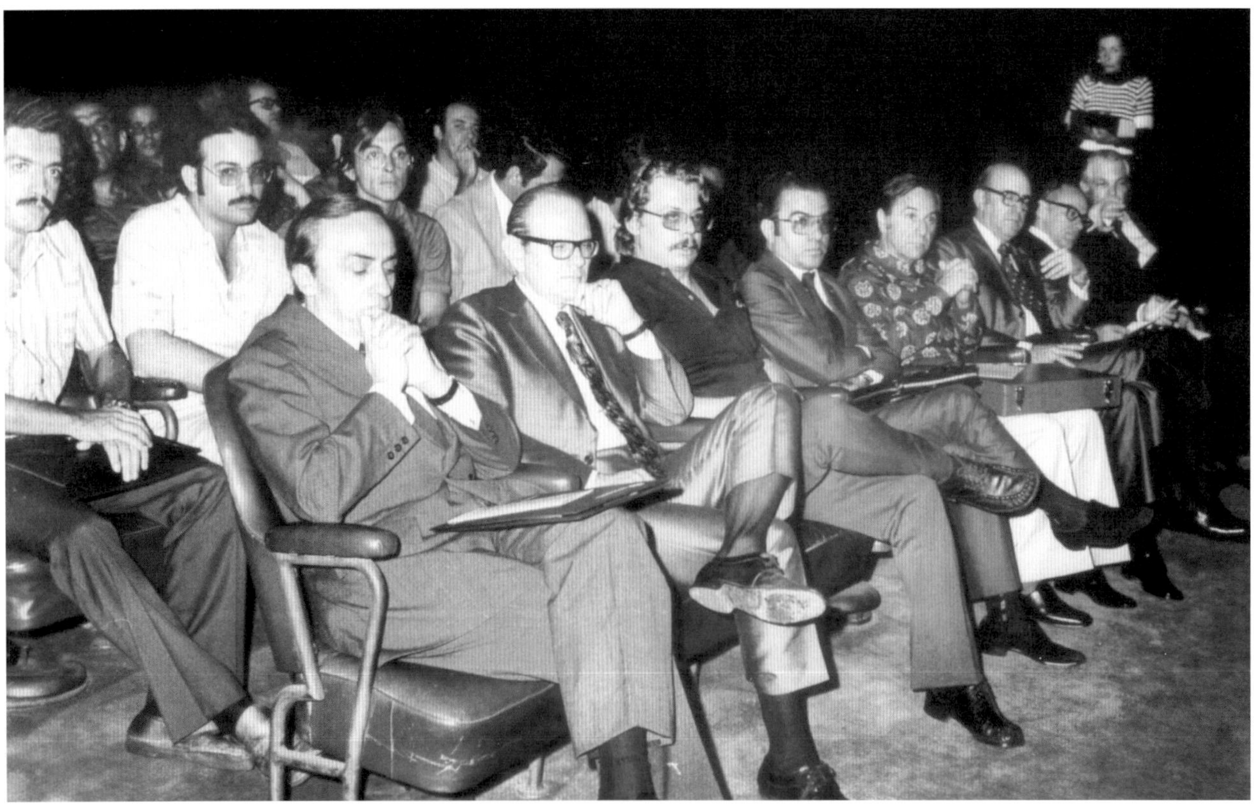

Fig. 3-12. I Seminário Brasileiro de Endoscopia Digestiva, anfiteatro do Ministério de Educação e Cultura. Da esquerda para a direita, na primeira fila, o professor de Gastrenterologia, Agostinho Bettarello (SP); o gastrenterologista/endoscopista, José de Souza Meirelles (SP); o gastroenterologista Mário Miranda (RJ); os Professores Titulares de Gastroenterologia, José Martins Job (RS) e de Clínica Médica, José de Paula Lopes Pontes (RJ); na segunda, os endoscopistas Plácido Scussell (Passo Fundo, RS) e Ricardo Ebecken (Niterói, RJ).

O CONGRESSO DE PETRÓPOLIS (1974)

XXIV Congresso Brasileiro de Gastroenterologia

Como relatado no Capítulo 2, o Conselho Diretor da FBG tomou as seguintes deliberações nas reuniões ordinárias realizadas durante o XXIII Congresso Brasileiro de Gastroenterologia de Brasília (1972):

Seguem enumeradas estas deliberações até a 12, que diz assim:

"12 – Encaminhado à Comissão de Estatuto e Disciplina, o requerimento de diversos associados da FBG, solicitando a criação da Seção de Endoscopia Digestiva." Leia-se **a petição de Brasília**, como ficou conhecida entre nós, os endoscopistas.

Constituída por José de Laurentys Medeiros, Geraldo Caldeira e Luiz de Paula Castro (Presidente), todos de Minas Gerais, esta Comissão recomendou que "a Comissão Organizadora do XXIV Congresso Brasileiro, a ser realizado em Petrópolis, deverá:

A) Destinar o primeiro dia do XXIV Congresso Brasileiro às atividades de Endoscopia Digestiva.
B) Parte do dia seria destinada às atividades científicas e parte à discussão, pelos endoscopistas e pela Comissão de Estatuto e Disciplina, do anteprojeto da criação da Seção de Endoscopia Digestiva e seu Regulamento, que será submetido ao Conselho Diretor para aprovação.
C) Estudar a criação da Seção de Endoscopia Digestiva que deverá congregar os sócios interessados em endoscopia peroral, peranal e laparoscopia.
D) Convidar para primeiro Coordenador Nacional de Endoscopia Digestiva o Prof. José Martins Job, primeiro signatário do ofício que solicitou a criação da Seção de Endoscopia Digestiva e um dos pioneiros da especialidade em nosso país.
E) Caberá ao Coordenador Nacional a realização do programa das atividades científicas do próximo Congresso, para o que terá ampla liberdade de convidar e indicar relatores, assim como iniciar desde já trabalhos no sentido de levar ao Congresso o pensamento dos endoscopistas a respeito do Regulamento da possível Seção de Endoscopia."

Foi eleito Secretário Geral do Congresso de Petrópolis e, portanto, o próximo presidente da FBG, Guilherme Eurico Bastos da Cunha, um grande incentivador da endoscopia, ativo participante do I Seminário Brasileiro de Endoscopia Digestiva de 1973 e um dos signatários da petição de Brasília.

O Congresso de Petrópolis teve o seu **dia da endoscopia** organizado por José Martins Job, no qual se inseria o **"Simpósio Endoscopia Digestiva Brasileira Contemporânea"**, realizado no dia 06 de outubro de 1974. Este simpósio foi concebido para "dar um retrato da endoscopia digestiva moderna em nosso País" (Fig. 3-13).

Glaciomar Machado não participou pessoalmente deste congresso, por estar em Bristol, na Inglaterra, à época. Enviou a sua contribuição por meio de relatório escrito, que foi lido no Simpósio pelo Dr. Placido Scussel (RS).

Além deste simpósio, a programação do dia da endoscopia incluiu 36 temas-livres e duas conferências: "Diagnóstico Radiológico do Câncer Gástrico Precoce" pelo Prof. Hikoo Shirakabe, do *National Cancer Center* e "Valor da Endoscopia nos Pólipos e no Carcinoma do Intestino Grosso" pelo Dr. Masakazu Maruyama, do *Cancer Institute Hospital*, ambos em Tóquio, Japão.

Embora a programação científica contemplasse a endoscopia digestiva com o seu dia, essa denominação não foi registrada nos anais do Congresso. Entretanto, foi em Petrópolis que numerosos endoscopistas se reuniram em um jantar no qual se decidiu pela criação da SOBED no ano seguinte em Curitiba, durante a realização do IV Seminário Brasileiro de Endoscopia Digestiva a ser presidido por Luiz Felipe de Paula Soares e Olival Ronald Leitão.

PETRÓPOLIS, RJ — 5 a 11 DE OUTUBRO DE 1974

DIA DA ENDOSCOPIA DIGESTIVA — 6 DE OUTUBRO DE 1974

Coordenação: **Rua Casimiro de Abreu, 1533** — 90.000 PORTO ALEGRE — RS — BRASIL

PRESIDENTE
Jorge Ferreira Machado

SECRETÁRIO GERAL
Guilherme Eurico Bastos da Cunha

COMISSÕES
Geraldo Chini
José Luiz Guarino
Fernando Fraga
Giuseppi Mauro
Luiz João Abrhão
Plínio Bacelar
Miguel Arruda
Artur Dalmasso
Celso Cerqueira Dias
Antonio Medeiros

DO DIA DE ENDOSCOPIA
Coordenador
José Martins Job, **RS**

Membros
Carlos A. S. da Fonseca, **Ce**
Sylvio P. de Jesus, **DF**
Evanildo da Silva, **ES**
Burech B. Abramovitch, **GB**
Glaciomar Machado, **GB**
José F. Penteado, **GB**
Luiz J. Luna, **GB**
Heitor Rosa, **Go**
Celso A. Oliveira, **MG**
Dulmar G. de Carvalho, **MG**
Noel Moreira, **MG**
Djalma Vasconcellos, **Pe**
Fernando T. M. Cordeiro, **Pe**
Guilherme Robalinho, **Pe**
Rubens Knecht, **Pe**
Alceu S. Ferraz, **PR**
João Amorim F.°, **PR**
Luís F. P. Soares, **PR**
Luís C. Monteiro, **RJ**
Luís J. Abrhão, **RJ**
Claudio H. Wolff, **RS**
Waldomiro Dantas, **SC**
Angelita H. Gama, **SP**
Akira Nakadaira, **SP**
Hildebrando A. P. da Silva, **SP**
José S. Meirelles F.°, **SP**
Shinichi Ishioka, **SP**

★

FEDERAÇÃO BRASILEIRA DE GASTRENTEROLOGIA

Presidente
Hélio Barbosa

Secretário Geral
Manlio Speranzini

Tesoureiro
Sylvio Pereira de Jesus

Tesoureiro Adjunto
Jorge Ferreira Machado

★

SOCIEDADE FLUMINENSE DE GASTRENTEROLOGIA E NUTRIÇÃO

Presidente
Guilherme Eurico Bastos da Cunha

1.° Secretário
Plínio Bacelar

2.° Secretário
Almir Salomão

Tesoureiro
Renato Maciel Pinheiro

Patrimônio
Luiz João Abrhão

Porto Alegre, 06 de Agosto de 1974.

Ilmº.Sr.

Dr. Glaciomar Machado

Bristol Roual Infirmary

Department of Medicine

Bristol BS2 - 8HW

ENGLAND

Prezado colega,

Tenho a satisfação de comunicar-lhe, em nome da Comissão Organizadora do 24º Congresso Brasileiro de Gastroenterologia, que lhe cabe representar sua* Federada e a de Espírito Santo no Simpósio sobre "Endoscopia Digestiva Brasileira Contemporânea", na manhã do Dia da Endoscopia Digestiva, 06 de Outubro, no período das 09:00 às 11:00 horas. Conforme já foi divulgado na primeira circular sobre aquele evento, deseja-se que este Simpósio dê um "retrato" da Endoscopia Digestiva Moderna no nosso País.

Disporá cada relator, no máximo, do tempo de 10 minutos para discorrer sobre o desenvolvimento da Endoscopia Digestiva Contemporânea nos Estados representados pelo colega.

As conferências do Professor Hikoo Shirakabe e do Dr. Masakazu Maruyama serão, respectivamente, Diagnóstico radiológico do Câncer Gástrico Precoce e Endoscopia dos Pólipos e do Carcinoma do Intestino Grosso.

Para fins de registro e, se houver recursos, impressão, o signatário solicita que lhe seja enviado para seu endereço um resumo de seu trabalho até 20 de Setembro do corrente.

CORTESIA

Fig. 3-13. Convite para participação no **Dia da Endoscopia (06/10/1974)**, XXIV Congresso Brasileiro de Gastroenterologia, Petrópolis, 05 a 11 de outubro de 1974.

Quanto ao item C do relatório emitido pela Comissão de Estatuto e Disciplina, ***estudar a criação da Secção de Endoscopia Digestiva que deverá congregar os sócios interessados em endoscopia peroral, peranal e laparoscopia***, o presidente da FBG, Nereu de Almeida Júnior, optou por seu encaminhamento para análise de uma comissão que tinha como relator o professor Clodoaldo Beckmann, do Pará.

4 O III SEMINÁRIO BRASILEIRO DE ENDOSCOPIA DIGESTIVA (1975): OS 14 DE CURITIBA E A CRIAÇÃO DA SOBED

Glaciomar Machado

As informações contidas neste capítulo foram extraídas da publicação intitulada O III Seminário Brasileiro de Endoscopia Digestiva, de autoria de Luiz Felipe de Paula Soares (*Rev Brasil Endosc Dig* 1977;1:58-59) e de anotações feitas por José Martins Job (*Curriculum vitae* para concorrer a Prof. titular da UFRGS).

"O III Seminário Brasileiro de Endoscopia Digestiva foi realizado em Curitiba, entre 22 e 25 de julho de 1975 por uma comissão organizadora da Disciplina de Gastroenterologia, Departamento de Clínica Médica da Universidade Federal do Paraná, constituída por Olival R. Leitão, presidente; Luiz Felipe de Paula Soares, secretário geral; Saburo Sugisawa, 1º secretário; Luiz Renato Teixeira de Freitas e Hermes Paciornik, tesoureiros e, como sede central, o Hospital de Clínicas da Universidade Federal do Paraná, que se tornou o local pioneiro na implantação e divulgação da moderna endoscopia em terras paranaenses".

A Comissão de Honra foi constituída por Guilherme Eurico Bastos da Cunha, presidente da Federação Brasileira de Gastroenterologia, Horacio Rubio, de Buenos Aires, presidente da recém-fundada Sociedade Interamericana de Endoscopia Digestiva (SIED) e pelo Cônsul do Japão no Paraná, Shizuya Kato.

Cabe um curto comentário sobre a fundação da SIED, pois contou com a participação de brasileiros.

"Em 06 de setembro de 1973, durante a realização do XIII Congresso Panamericano de Gastroenterologia, realizado em Buenos Aires, foi fundada a Sociedade Interamericana de Endoscopia Digestiva (SIED), com a participação dos seguintes países:

- **Argentina:** Horacio Rubio e Jorge Landriel Marquez
- **Bolívia:** Fernando Patiño
- **Brasil:** José Job, Akira Nakadaira, Glaciomar Machado e José Meirelles
- **Chile:** Pedro Llorens
- **Colômbia:** Arecio Peñaloza, Jaime Garrido, Vicente Muñoz e Mario Orozco
- **Cuba:** Raimundo Llanio e Julián Alvarez
- **República Dominicana:** Eduardo Alvarez e Aulio Brea
- **Equador:** Fausto Pasmiño
- **México:** José Ramirez-Degollado
- **Peru:** Alberto Ramirez Ramos e Ernesto Castillo Lindley
- **Uruguai:** Emilio Perez Fernandez
- **EUA:** Henry Colcher
- **Venezuela:** Marcos Villalobos e Hans Romer

Participaram também, na qualidade de consultores, os Drs. Toshio Honda (Japão), Marcos Meeroff (Argentina), C. Muñoz Monteavaro (Uruguai) e Francisco Villardel (Espanha)" (Fig. 4-1).

AIGE

ASOCIACION INTERAMERICANA DE GASTROENTEROLOGIA

(fundada en julio de 1948)

XIII CONGRESO PANAMERICANO DE GASTROENTEROLOGIA

ORGANIZADO POR LA SOCIEDAD ARGENTINA DE GASTROENTEROLOGIA

Auspiciado por la Federación Argentina de Gastroenterología (FAGE)

2 - 7 de Setiembre de 1973 — Buenos Aires — República Argentina

A. M. A.

FAGE

COMISION EJECUTIVA

PRESIDENTE
Dr. Marcos Meeroff

VICEPRESIDENTES
Dr. Horacio H. Rubio (S.A.G.E.)
Dr. Oscar Santos (Pcia. de Buenos Aires)
Dr. Ignacio Maldonado Allende (Córdoba)
Dr. Miguel A. Gómez Pesclé (Corrientes)
Dr. Jorge Fonseca (Entre Ríos)
Dr. Enrique Dussel (Mendoza)
Dr. Oscar Laudano (Rosario)
Dr. José Ahumada (San Juan)
Dr. Andrés García Calderón (San Luis)
Dr. Fortunato Cohen (Santa Fe)
Dr. Luis M. Zelarayan (Tucumán)

SECRETARIOS GENERALES
Dra. Esther E. Yussem
Dr. Alejandro S. Arias

TESORERO
Dr. Jorge A. Findor

PROTESORERO
Dr. Fernando L. Magnanini

SECRETARIOS ADJUNTOS
Dra. Norma Cadoppi
Dr. Pedro Cariati
Dr. Antonio Couceiro
Dr. Aldo de Paula
Dr. Alberto Folino
Dr. Carlos E. Fossat
Dr. Héctor A. Galcerán
Dr. David Gaon
Dr. Omar Molina Ferrer
Dr. Leonardo Pinchuk
Dr. Alejandro Pulpeiro
Dr. Isaias Scher

A.I.G.E.

PRESIDENTE
Dr. Eduardo Barroso (México)

VICEPRESIDENTE
Dr. Alberto Villazón (México)

SOCIEDAD ARGENTINA DE GASTROENTEROLOGIA

PRESIDENTE
Dr. Horacio H. Rubio

SECRETARIO ADMINISTRATIVO
Sr. Juan A. Castelli

Buenos Aires, marzo de 1973

Doctor

Glaciomar Machado

Brasil

Estimado Colega:

Nos es muy grato comunicar a Ud. su designación de Panelista del Forum de Endoscopia

Sesión "Estómago"

del XIII CONGRESO PANAMERICANO DE GASTROENTEROLOGIA que tenemos el honor de presidir.

Oportunamente recibirá Ud. informaciones complementarias relacionadas con la tarea que le solicitamos y que seguramente será factor fundamental para el éxito del certamen.

Le agradecemos la colaboración y saludamos con cordial consideración.

Marcos Meeroff
Presidente

Esther E. Yussem
Secretaria General

Alejandro S. Arias
Secretario General

Coordinador: Dr. Eduardo Cafferata

Fig. 4-1. Convite a Glaciomar Machado para participar do XIII Congreso Panamericano de Gastroenterologia, em Buenos Aires, de 02 a 07 de setembro de 1973. No dia 06, foi fundada a **Sociedade Interamericana de Endoscopia Digestiva (SIED)**, com a participação dos brasileiros citados no texto.

Retomando o tema Seminário de Curitiba, participaram dele, como convidados, Jerome Waye, chefe do Serviço de Endoscopia Digestiva do *Mount Sinai Hospital*, de Nova Iorque; H. Koch, Professor-Assistente do Serviço do Prof. Ludwig Demling, da Universidade de Erlangen, Alemanha e Yoshio Hara, do Hospital Komagone, de Tóquio. Além de demonstrações práticas dos diversos procedimentos endoscópicos disponíveis à época – endoscopia digestiva alta, colonoscopia, laparoscopia e colangiopancreatografia retrógrada – realizados preferencialmente à tarde, os convidados estrangeiros atuaram ativamente na programação científica, proferindo as seguintes conferências:

- H. Koch discorreu sobre *Endoscopia cirúrgica*, em especial sobre *Papilotomia* e *Retirada endoscópica de litíase da via biliar*. Apresentou, também, *Aspectos laparoscópicos das hepatites crônicas*.
- Y. Hara abordou *Peritoneoscopia à beira do leito; Estado atual do câncer gástrico precoce no Japão; Colangiopancreatografia transduodenoscópica e Endoscopia do Intestino Delgado*.
- Jerome Waye proferiu a Conferência de Abertura intitulada *O impacto da moderna endoscopia na patologia do sistema digestório*, além das conferências: *Contribuição da endoscopia no diagnóstico e tratamento do câncer; Ressecção transcolonoscópica de pólipos; Colonoscopia sem radiologia e Reconhecimento das lesões do cólon*.
- O Dr. Horacio Rubio, de Buenos Aires, apresentou *Estenose esofagiana pós-operatória*.

A programação contou também com as seguintes mesas-redondas:

1. **"JUNÇÃO ESOFAGOGÁSTRICA"**
   Moderador: Agostinho Bettarello
   Participantes:
      Darcy Ilha
      Shinichi Ishioka
      Luiz Luna
      Celso Afonso de Oliveira
2. **"DUODENOSCOPIA E CATETERISMO DA PAPILA"**
   Moderador: José F. Penteado
   Participantes:
      Darcy Ilha
      Luiz Carlos Monteiro
      Ênio Carpes
      Shinichi Ishioka
3. **"PERITONEOSCOPIA"**
   Moderador: Sylvio Pereira de Jesus
   Participantes:
      Dulmar Garcia de Carvalho
      H. Koch
4. **"CÂNCER GÁSTRICO PRECOCE"**
   Moderador: Akira Nakadaira
   Participantes:
      Heitor Rosa
      Galvão Lopes
      Glaci Garcia
      Horacio Rubio
5. **"COLONOSCOPIA"**
   Moderador: Angelita Gama
   Participantes:
      Mounib Tacla
      Raul Cutait
      José Zeitune
      Giovani Benvenuti
      Jerome Waye

A programação científica incluiu, também, a apresentação de 72 (setenta e dois) **Temas Livres**, permitindo uma visão global da endoscopia digestiva no País.

O grande destaque do Seminário aconteceu no dia **25 de julho, data da criação da Sociedade Brasileira de Endoscopia Digestiva (SOBED)**.

Reproduzimos, abaixo, o documento redigido em comum acordo pelos 14 (quatorze) gastroenterologistas-endoscopistas (denominados por Luiz Felipe de Paula Soares de ***Os 14 de Curitiba***), sob o título:

"RESOLUÇÕES TOMADAS NO III SEMINÁRIO BRASILEIRO DE ENDOSCOPIA DIGESTIVA"

"A ENDOSCOPIA DIGESTIVA é uma realidade da qual podemos estar orgulhosos.

Os Seminários são grandes sucessos.

A comunicação entre os especialistas se aperfeiçoa.

O convívio social se faz em um clima animador e alegre.

Falta, somente, o formato associativo para reivindicações práticas e relacionamento com outras associações.

Três fórmulas se apresentam:

FÓRMULA UM: constituir um núcleo da Federação Brasileira de Gastroenterologia com independência de uma Federada, tendo como território, ao invés de um Estado ou região, toda a extensão do País;

FÓRMULA DOIS: criar uma associação com personalidade própria, estatutos específicos e normas elaboradas pelos maiores interessados, que são aqueles *mais ativos* na área da endoscopia, em cada Estado;

FÓRMULA TRÊS: associar-se à Sociedade Brasileira de Broncoesofagologia.

Recomendamos o seguinte curso de ação:

1. Fica constituída uma comissão que tratará, junto à Federação Brasileira de Gastroenterologia, da implantação da FÓRMULA UM. Esta comissão será integrada pelos seguintes colegas:
   José Martins Job – Presidente (RS)
   José Meirelles – Vice-presidente (SP)
   Glaciomar Machado – Vice-presidente (RJ)
   Akira Nakadaira – Vice-presidente (SP)
   José Penteado – Vice-presidente (RJ)
   Celso Affonso de Oliveira – Vice-presidente (MG)
   Olival Ronald Leitão – Vice-presidente (PR)
   Dulmar Garcia de Carvalho – Secretário (MG)
   Luiz Felipe Paula Soares – Secretário (PR)
   Luiz Leite Luna – Secretário (RJ)
   Luiz Carlos Monteiro – Secretário (RJ)
   Shinichi Ishioka – Secretário (SP)
   Sylvio Pereira de Jesus – Secretário (DF)
   Angelita Habr-Gama – Secretário (SP)

2. No caso da ocorrência, por parte da Federação Brasileira de Gastroenterologia, de obstáculos estatutários à implantação da FÓRMULA UM, que levem a protelações ou impossibilitem chegar aos objetivos desejados, a Comissão elaborará **anteprojeto de estatuto**, para constituir associação própria (FÓRMULA DOIS), que será discutido e aprovado no IV Seminário Brasileiro de Endoscopia Digestiva, que será realizado em Brasília.

3. Mediante o uso dos instrumentos resultantes da adoção das FÓRMULAS UM ou DOIS, encontrar-se-á a melhor maneira de colaboração com a Sociedade Brasileira de Broncoesofagologia. Uma solução possível seria a criação de uma Sociedade Brasileira de Endoscopia com setores de sistemas: respiratório, digestivo, urológico etc., cada um destes setores vinculado a seu respectivo Departamento Clínico-Cirúrgico da AMB.

4. A Comissão supracitada elaborará as normas a serem incorporadas aos Estatutos da Federação Brasileira de Gastroenterologia, na eventualidade da FÓRMULA UM ser aceita pela Federação **em prazo razoável.**

5. Para assessoria da Comissão acima, ficam escolhidos como integrantes de um **Conselho Consultivo,** os seguintes colegas:
   José de Paula Lopes Pontes – Presidente (RJ)
   Milton Machado Mourão (MG)
   Djalma Vasconcelos (PE)
   E mais um representante de Federada que não esteja incluída em nenhuma função acima.

6. Esta comissão identificará os representantes das Federadas mencionados no parágrafo precedente e providenciará a inclusão de seus nomes como **conselheiros.**
   Curitiba, 25 de julho de 1975.
   Assinado por:
   José Martins Job
   Akira Nakadaira
   Olival Ronald Leitão
   Celso Affonso de Oliveira
   Angelita Habr-Gama
   Shinichi Ishioka
   Luiz Leite Luna."

Esta ata é considerada a **Ata de Fundação da SOBED.**

Mais tarde e neste mesmo dia, reuniram-se vários integrantes da comissão dos 14 membros (***Os 14 de Curitiba***). Estiveram também presentes e assinaram a ata, os Drs. Giovani Bemvenuti, Luiz Renato T. de Freitas e Osmar Ramos. Após análise dos prós e contras, e particularmente levando em conta o parecer do Prof. Clodoaldo Fernando Ribeiro Beckmann, designado pela Federação Brasileira de Gastroenterologia para analisar a petição de Brasília, já mencionada no Capítulo 3, que recomendou à FBG que a mesma fosse indeferida, a referida comissão optou pela **FÓRMULA DOIS, ou seja, criar uma associação com personalidade própria, estatutos específicos e normas elaboradas pelos endoscopistas** (Fig. 4-2).

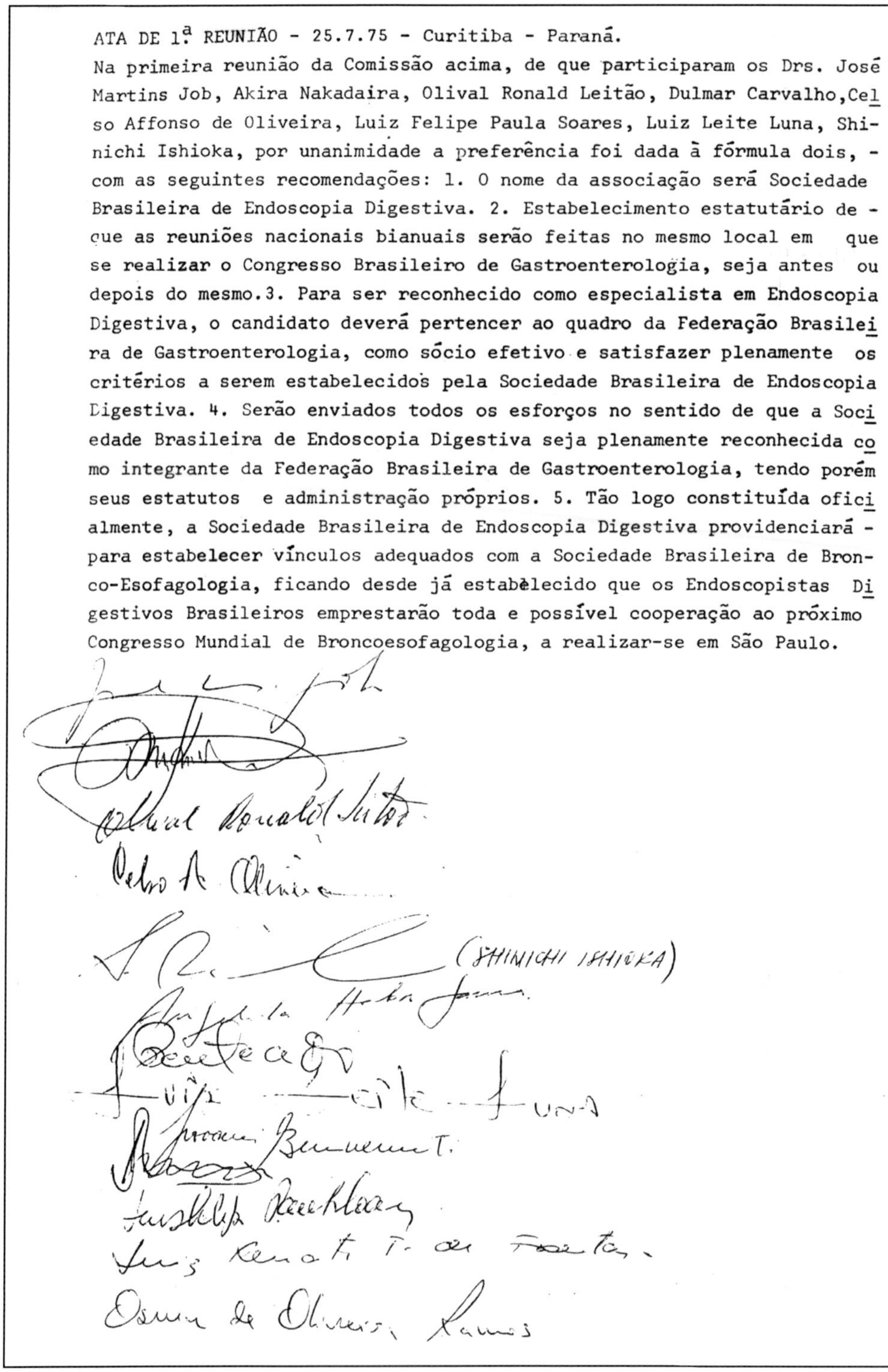

ATA DE 1ª REUNIÃO - 25.7.75 - Curitiba - Paraná.

Na primeira reunião da Comissão acima, de que participaram os Drs. José Martins Job, Akira Nakadaira, Olival Ronald Leitão, Dulmar Carvalho, Celso Affonso de Oliveira, Luiz Felipe Paula Soares, Luiz Leite Luna, Shinichi Ishioka, por unanimidade a preferência foi dada à fórmula dois, - com as seguintes recomendações: 1. O nome da associação será Sociedade Brasileira de Endoscopia Digestiva. 2. Estabelecimento estatutário de - que as reuniões nacionais bianuais serão feitas no mesmo local em que se realizar o Congresso Brasileiro de Gastroenterologia, seja antes ou depois do mesmo. 3. Para ser reconhecido como especialista em Endoscopia Digestiva, o candidato deverá pertencer ao quadro da Federação Brasileira de Gastroenterologia, como sócio efetivo e satisfazer plenamente os critérios a serem estabelecidos pela Sociedade Brasileira de Endoscopia Digestiva. 4. Serão enviados todos os esforços no sentido de que a Sociedade Brasileira de Endoscopia Digestiva seja plenamente reconhecida como integrante da Federação Brasileira de Gastroenterologia, tendo porém seus estatutos e administração próprios. 5. Tão logo constituída oficialmente, a Sociedade Brasileira de Endoscopia Digestiva providenciará - para estabelecer vínculos adequados com a Sociedade Brasileira de Bronco-Esofagologia, ficando desde já estabelecido que os Endoscopistas Digestivos Brasileiros emprestarão toda e possível cooperação ao próximo Congresso Mundial de Broncoesofagologia, a realizar-se em São Paulo.

(SHINICHI ISHIOKA)

Fig. 4-2. Ata da primeira reunião da comissão dos *14 de Curitiba*.

Finalmente, ficou combinado que a comissão dos 14 membros acima mencionados iria estudar um anteprojeto de criação da futura sociedade. Ficou também acertada a realização do **I Congresso Brasileiro de Endoscopia Digestiva**, em Salvador, em 1976, simultaneamente com o XXV Congresso Brasileiro de Gastroenterologia, com o apoio do Presidente da FBG, Prof. Guilherme Eurico Bastos da Cunha.

A JORNADA DE GASTROENTEROLOGIA DE JOÃO PESSOA

Merece citação fato relevante ocorrido na 1ª Jornada de Gastroenterologia da Primeira Região da FBG, realizada em João Pessoa, entre 25 e 27 de setembro de 1975.

Tomando conhecimento que a Diretoria, o Conselho Diretor e a Comissão de Estatuto e Disciplina da FBG estariam presentes, José Martins Job compareceu àquela Jornada, encaminhando ao Dr. Galvani M. Muribeca, presidente da Comissão de Estatuto e Disciplina da FBG, o ofício abaixo que foi aprovado por aqueles órgãos.

"Ilmo. Sr.
Dr. Galvani Muribeca
M.D. Presidente da Comissão de Estatutos e Disciplina
Federação Brasileira de Gastroenterologia
João Pessoa, Paraíba

Prezado Colega,

De acordo com os entendimentos a que chegamos ontem, o presidente da FBG, V.S. e o signatário, fiquei encarregado de encaminhar à comissão presidida pelo colega as seguintes considerações e solicitações:

1. Mais de cem gastroenterologistas dedicam-se ativamente à Endoscopia Digestiva.
2. O Brasil tem representante na Diretoria da Sociedade Interamericana de Endoscopia Digestiva e da Sociedade Internacional de Endoscopia (denominada posteriormente *Organisation Mondiale d' Endoscopie Digestive* – OMED, atualmente, *World Endoscopy Organization* – WEO. *O esclarecimento é nosso*).
3. No III Seminário Brasileiro de Endoscopia Digestiva, realizado em julho próximo passado, em Curitiba, os principais endoscopistas digestivos expressaram seu grande desejo de organizar uma entidade que os congregue no País e os represente nele e fora dele, criando-se, inclusive, um sistema que assegure continuidade da participação do Brasil nos organismos continentais e mundiais. Outrossim, recusaram unanimemente a ideia de ingressarem na Sociedade de Broncoesofagologia, porquanto isto os afastaria do ambiente que lhes é natural, vale dizer, a nossa Federação.
4. Fiquei encarregado de organizar os Estatutos da nova Sociedade e prontifiquei-me a encaminhar este processo de modo a assegurar a vinculação mais adequada à FBG.
5. Em Petrópolis, o Conselho Diretor da FBG renovou meu mandato de coordenador nacional das atividades associativas da Endoscopia Digestiva.
6. No uso dessas atribuições, troquei ideias com expressivos nomes da FBG, dos quais muitos estão presentes nesta Jornada. Desses encontros emergiram as seguintes soluções:
   A) A Sociedade Brasileira de Endoscopia Digestiva será organizada de modo que sua primeira diretoria tomará posse em Salvador, em julho de 1976, durante o próximo Congresso Brasileiro de Gastroenterologia.
   B) Nos estatutos da nova sociedade, ficará registrado, entre outras expressões, o desejo de manter estreitos laços de união com a Federação:
      - As reuniões nacionais das duas organizações coincidirão sempre com o Congresso Brasileiro de Gastroenterologia.
      - Dos dias dedicados ao Congresso Nacional de Gastro, pelo menos um deles será inteiramente dedicado à Endoscopia Digestiva e será organizado pela Diretoria da Sociedade Brasileira de Endoscopia Digestiva.
      - Caberá à Sociedade Brasileira de Endoscopia Digestiva arcar com as despesas de seus convidados, assim como participar das despesas gerais do congresso proporcionalmente ao uso das facilidades gerais necessárias para a realização do evento.
      - Os pormenores dos entendimentos financeiros serão resolvidos pelos organizadores do congresso.

Estas resoluções deverão constar dos Estatutos da Federação Brasileira de Gastroenterologia.

Nestas condições, prezado colega, encaminho à comissão presidida por V.S. este ofício visando colher sua aprovação, ponto de partida para que V.S. e os demais membros da comissão tomem as providências cabíveis para que tenhamos encaminhado este projeto à sua fase final, quando do Congresso Brasileiro em Salvador, em 1976.

Atenciosas saudações,

José Martins Job"

A resposta da referida comissão não tardou:

"27 de setembro de 1975

De acordo:

1. Galvani Muribeca
2. F. Clementino de Carvalho"

Estava presente, nesta jornada, o secretário-geral do próximo Congresso Brasileiro de Gastroenterologia, a ser realizado em Salvador em 1976, Geraldo Milton da Silveira, que foi informado da aprovação oficial de nossa proposição e seguiu a orientação estabelecida.

5 A FUNDAÇÃO DA SOBED (1976)

Glaciomar Machado

Como assinalado no Capítulo 4, no dia 25 de julho de 1975, em Curitiba, reuniu-se a comissão integrada pelos 14 membros. Após análise minuciosa das três fórmulas sugeridas para a criação de uma associação que congregasse os endoscopistas brasileiros, optou-se pela adoção da **FÓRMULA DOIS,** ou seja, ***"criar uma associação com personalidade própria, estatutos específicos e normas elaboradas pelos maiores interessados, que são aqueles mais ativos na área da endoscopia, em cada Estado".*** Deve ser enfatizado que pesou na decisão, o parecer contrário à criação de uma "Seção de Endoscopia" junto à FBG emitido pelo Prof. Clodoaldo Beckmann, designado pela diretoria daquela sociedade como relator da ***petição de Brasília***.

Tomada esta decisão, o tema "escolha da melhor fórmula para a criação de uma Associação", programado para ser discutido e aprovado no IV Seminário Brasileiro de Endoscopia Digestiva, em Recife, não tinha mais razão de ser. Foi, então, acordado que a FÓRMULA DOIS seria apresentada durante o XXV Congresso Brasileiro de Gastroenterologia a ser realizado em Salvador de 11 a 17 de julho de 1976, com a finalidade de fundação de uma sociedade de endoscopia independente, planejada a elaboração de seu estatuto e sua aprovação. Foram escolhidos Fernando Cordeiro (PE), Edson Jurado (RJ) e Dulmar Garcia de Carvalho (MG), assessorados por José Martins Job, para formular o estatuto inicial.

Em 11 de julho de 1976, em Salvador, esta comissão apresentou o estatuto inicial aos membros fundadores que discutiram, sugeriram alterações e, finalmente, o aprovaram. Coube a Celso Afonso de Oliveira a tarefa de anotar e organizar estas sugestões para posterior revisão e aprovação da Comissão Eleitoral e de Estatutos, integrada pelos mesmos colegas que os elaborou, já mencionados acima: Fernando Cordeiro (PE), Edson Jurado (RJ) e Dulmar Garcia de Carvalho (MG). Foram dados 30 (trinta) dias para esta comissão analisar e incluir novas sugestões, devolvendo os originais à Diretoria Executiva, para providenciar a sua impressão e distribuição (Fig. 5-1).

XXV CONGRESSO BRASILEIRO DE GASTROENTEROLOGIA

I JORNADA DA SOCIEDADE BRASILEIRA DE ENDOSCOPIA DIGESTIVA
JORNADA DA SOCIEDADE BRASILEIRA DE HEPATOLOGIA
SOCIEDADE BRASILEIRA DE PROCTOLOGIA

Sob os Auspícios da
Sociedade de Gastroenterologia da Bahia.
Federação Brasileira de Gastroenterologia e Associação Médica Brasileira
Salvador – 11 a 17 de Julho de 1976

COMISSÃO ORGANIZADORA

Presidente
FERNANDO CARVALHO LUZ

Membros
ZILTON ANDRADE
JORGE NOVIS
ALBERTO SERRAVALLE
RODOLFO TEIXEIRA
LUIZ LYRA
HELIO ARAUJO
FERNANDO VISCO DIDIER
CICERO ADOLFO DA SILVA

Tesoureiro
HUMBERTO JESUÍNO

Secretário Geral do Congresso
GERALDO MILTON DA SILVEIRA

ATA DA APROVAÇÃO DOS ESTATUTOS DA SOCIEDADE BRASILDIRA DE ENDOSCOPIA DIGESTIVA

Aos onzedias de julho de mil novecentos e setenta e seis os membros fundadores da Socieddade Brasileira de Endoscopia Digestiva (SoBED) criada em vinte e cinco de julho de mil novecentos e setenta e cinco em Curitiba, Paraná aprovaram os Estatutos desta Sociedade e encaminhar os originais com as emendas aprovadas para a Comissão Eleitoral e de Estatutos constituida pelos Doutores Fernando Cordeiro(Recife), Edson Jurado (Rio de Janeiro) e Dulmar G.de Carvalho, que,digo, (MINAS Gerais) que terá trinta dias para devolver os Estatuto à Diretoria Executiva da SoBED, que promoverá sua impressão. E, por ser verdade, eu, José Figueiredo Penteado, Secretário Geral, redigi a presente Ata que vai assinada por mim e pelos demais membros fundadores,reunidos em Assembleia Geral na Sede do I Congresso da Sociedade Brasileira de Endoscopia Digestiva (sala sete), em Salvador, Bahia.

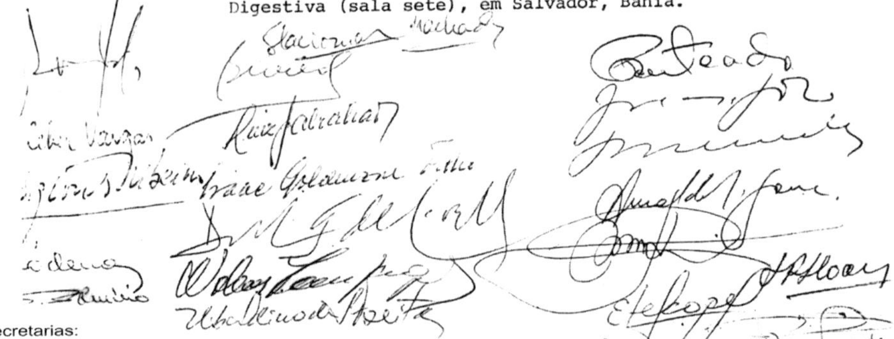

Secretarias:
Salvador - Rua Arquimedes Gonçalves, 21
Telefones: 35774 - 16:00 às 17:30 h e 37526 - 23:00às 06:30 h - De 2a. a 6a. feira
Rio de Janeiro - JZ Promições e Assissoria de Congressos Ltda.
Rua Santa Clara, 50 - Sala 1121 - Copacabana - Telefone : 256-8918

Cortesia PARK-DAVIS

Fig. 5-1. Estatuto inicial da SOBED, aprovado em Salvador, em 1976. *(Continua)*

XXV CONGRESSO BRASILEIRO DE GASTROENTEROLOGIA
I JORNADA DA SOCIEDADE BRASILEIRA DE ENDOSCOPIA DIGESTIVA
JORNADA DA SOCIEDADE BRASILEIRA DE HEPATOLOGIA
SOCIEDADE BRASILEIRA DE PROCTOLOGIA

Sob os Auspícios da
Sociedade de Gastroenterologia da Bahia.
Federação Brasileira de Gastroenterologia e Associação Médica Brasileira
Salvador – 11 a 17 de Julho de 1976

COMISSÃO ORGANIZADORA

Presidente
FERNANDO CARVALHO LUZ

Membros

ZILTON ANDRADE
JORGE NOVIS
ALBERTO SERRAVALLE
RODOLFO TEIXEIRA
LUIZ LYRA
HELIO ARAUJO
FERNANDO VISCO DIDIER
CICERO ADOLFO DA SILVA

Tesoureiro

HUMBERTO JESUÍNO

Secretário Geral do Congresso

GERALDO MILTON DA SILVEIRA

Secretarias:
Salvador - Rua Arquimedes Gonçalves, 21
Telefones: 35774 - 16:00 às 17:30 h e 37526 - 23:00às 06:30 h - De 2a. a 6a. feira
Rio de Janeiro - JZ Promições e Assissoria de Congressos Ltda.
Rua Santa Clara, 50 - Sala 1121 - Copacabana - Telefone : 256-8918

Cortesia PARK-DAVIS

Fig. 5-1. *(Continuação)*

ESTATUTO DA SOBED

(Sociedade Brasileira de Endoscopia Digestiva)

Fig. 5-1. *(Continuação)*

SOCIEDADE BRASILEIRA DE ENDOSCOPIA DIGESTIVA
(S O B E D)

PRESIDENTE
Jose Martins Job

PRESIDENTE ELEITO
(biênio 1978 - 1980)
Akira Nakadaira

VICE-PRESIDENTE
José de Souza Meirelles Filho

SECRETÁRIO GERAL
José Figueiredo Penteado

TESOUREIRO
Sylvio Pereira de Jesus

À

Micronal S.A.
Rua João Rodrigues Machado, 25

04707 São Paulo SP

Rio de Janeiro, 20.3.78

Prezados Senhores,

A SOCIEDADE BRASILEIRA DE ENDOSCOPIA DIGESTIVA - SOBED, através da sua Diretoria, serve-se da presente para agradecer-lhes pela confecção do seu Estatuto.

Cordialmente,

Secretarias: Rua Casimiro de Abreu N.o 1533 - Porto Alegre - Rio Grande do Sul
Rua Timóteo da Costa N.o 250/101 - Leblon - Rio de Janeiro - RJ

Hoechst Congressos

Fig. 5-1. *(Continuação)*

CAPÍTULO I

FUNDAÇÃO, DENOMINAÇÃO, FINALIDADE E DURAÇÃO

Art. 1.º – A Sociedade Brasileira de Endoscopia Digestiva, (SOBED), fundada em 25 de julho de 1975, na cidade de Curitiba, Paraná, é uma entidade civil, com personalidade jurídica, sem finalidades lucrativas, que congrega médicos endoscopistas do Sistema Digestivo e se destina a tratar de assuntos científicos e sociais relacionados com a Endoscopia do Sistema Digestivo.

§ 1.º – São médicos endoscopistas do Sistema Digestivo os que satisfizerem os critérios estabelecidos pela Comissão de Admissão.

§ 2.º – A SOBED terá sua sede onde resida seu Presidente em exercício.

Art. 2.º – A SOBED terá âmbito nacional mediante criação de capítulos e subcapítulos em todo território nacional.

§ 1.º – A representação da SOBED nas Unidades Federativas Nacionais que não tiverem condições para constituir um capítulo será exercida por membro da SOBED, necessariamente da categoria titular, indicado pela diretoria da SOBED.

Art. 3.º – São finalidades da SOBED:

1) Promover desenvolvimento da endoscopia do sistema digestivo, como instrumento de pesquisa e prestação de serviços;

2) Estabelecer normas para o treinamento na especialidade e as condições mínimas a serem exigidas aos aspirantes ao título de especialista em endoscopia digestiva;

3) Coordenar toda atividade científica nacional relacionada com a especialidade, zelando pelo seu alto padrão moral e divulgando as normas e os propósitos da Sociedade;

4) Criação dos Capítulos Estaduais e Territoriais;

5) Promover e organizar congressos e seminários nacionais, bem como jornadas médicas e cursos de atualização destinados a proporcionar o aprimoramento cultural de seus membros;

6) Conceder o título de especialista em endoscopia digestiva aos membros que satisfizerem

Fig. 5-1. *(Continuação)*

as exigências especificadas no Capítulo VIII deste Estatuto;

7) Representar a classe perante os poderes constituídos e o povo em geral, assim como perante as sociedades congêneres internacionais;

8) Defender os interesses de seus membros, coletiva ou individualmente, em assuntos relativos ao exercício da especialidade;

9) Publicar o boletim informativo da sociedade que será enviado periodicamente a todos os seus membros.

Art. 4.º — A SOBED é autônoma e não dependerá de nenhuma outra associação nacional ou internacional. Manterá, todavia, estreitos vínculos de colaboração científica e intercâmbio cultural com outras sociedades congêneres e afins.

Art. 5.º — A SOBED terá duração ilimitada.

Parágrafo único — A SOBED somente será extinta por deliberação de 2/3 (dois terços) dos seus membros com direito a voto, que decidirão sobre o destino dos bens da Sociedade, respeitados a Lei e os contratos.

CAPÍTULO II

ÓRGÃOS DIRIGENTES E SUAS ATRIBUIÇÕES

Art. 6.º — A SOBED será administrada pelos seguintes órgãos:

1) Assembléia geral dos membros titulares;
2) Conselho superior;
3) Diretoria executiva;
4) Conselho consultivo;
5) Comissões permanentes ou provisórias.

Art. 7.º — Integrarão o conselho superior: o Presidente em exercício e os ex-Presidentes das diretorias executivas anteriores os quais serão em número mínimo de 4 (quatro) e máximo de 10 (dez).

§ 1.º — Enquanto não se inicie o mandato do 5.º Presidente e não exista, consequentemente, 4 (quatro) ex-Presidentes, comporão o conselho superior os 14 (quatorze) membros escolhidos no 3.º Seminário de Endoscopia Digestiva para estruturarem a SOBED.

§ 2.º — Os integrantes do conselho superior serão sempre convidados oficiais dos congressos e seminários.

Art. 8.º — O conselho superior reunir-se-á, ordinariamente, por ocasião e no mesmo local dos congressos e seminários nacionais e, extraordinariamente, quando convocados, como dispõe o artigo 10.

Art. 9.º — Em suas reuniões ordinárias, o conselho superior, pela decisão da maioria de seus componentes presentes, poderá deliberar sobre assuntos não mencionados na ordem do dia, exceto os que impliquem em reforma estatutária.

Art. 10 — O conselho superior poderá ser convocado extraordinariamente:

1) Por iniciativa própria;
2) Por iniciativa da diretoria executiva;
3) Por iniciativa da assembléia geral dos membros da SOBED.

Art. 11 — As reuniões do conselho superior serão dirigidas por um presidente, um vice-presidente e um secretário, escolhidos entre seus componentes.

Art. 12 — As decisões do conselho superior só terão validade, quando obtiverem a maioria dos votos dos presentes.

Art. 13 — Compete ao conselho superior:

1) Proceder a tomada de contas da diretoria executiva;
2) Votar orçamentos;
3) Julgar, em última instância, os recursos impostos pelos membros titulares;
4) Ouvir as diversas comissões;
5) Exercer outras atribuições previstas.

Art. 14 — A assembléia geral dos membros da SOBED é o órgão máximo da entidade, com

Fig. 5-1. *(Continuação)*

poderes para julgar e resolver todos os assuntos e atos sociais, inclusive os omissos neste estatuto.

Art. 15 – A Assembléia geral será constituída por todos os membros fundadores e titulares quites com a tesouraria da SOBED.

Art. 16 – A assembléia geral reunir-se-á, ordinariamente, uma vez por ano, durante os congressos e seminários nacionais da SOBED.

Art. 17 – A assembléia geral poderá reunir-se extraordinariamente quando convocada pela maioria de seus componentes ou pela diretoria executiva, por ocasião dos congressos e seminários nacionais da SOBED.

Art. 18 – A assembléia geral reunir-se-á em primeira convocação com a metade mais um de seus componentes e, em segunda convocação, com qualquer número. A data, o local e o horário da segunda convocação ficarão a critério da diretoria executiva.

Art. 19 – O temário da assembléia geral será redigido pelo secretário geral da diretoria executiva, que o encaminhará, com antecedência mínima de 48 horas, a todos os membros com direito a voto.

Art. 20 – Só terão direito a voto os membros titulares quites com a tesouraria da SOBED.

Art. 21 – Haverá "quorum" quando estiverem presentes, pelo menos dois componentes da diretoria executiva e satisfeitas as exigências do artigo 18.

Art. 22 – Na assembléia geral só poderão votar e ser votados os seus componentes que estiverem a ela presentes, não se admitindo os votos por procuração.

Art. 23 – O presidente da diretoria executiva será automaticamente o presidente da assembléia geral, cabendo-lhe apenas o voto de desempate.

Art. 24 – É da competência da assembléia geral:

1) Eleger o presidente da diretoria executiva, para o biênio seguinte;

2) Dar posse ao novo presidente, eleito dois anos antes;

3) Empossar, se por ela aprovados, os demais componentes da diretoria indicados pelo seu presidente;

4) Sugerir e aprovar reformas dos estatutos da SOBED; desde que seja decidida por 2/3 (dois terços) dos membros titulares;

5) Julgar e decidir sobre os recursos interpostos pelos membros titulares;

6) Indicar a data e o local dos futuros seminários nacionais;

7) Resolver todas as questões que lhe venham a ser submetidas, podendo para isso, realizar tantas reuniões quantas julgar necessárias.

Art. 25 – A votação das proposições poderá ser feita, após discussões das mesmas, por:

1) Aclamação;

2) Votação nominal;

3) Voto secreto.

Parágrafo único – A forma de votação será escolhida pela própria assembléia, por sugestão do seu presidente, não se admitindo discussões posteriores.

Art. 26 – A diretoria executiva da SOBED será composta por um presidente, um vice-presidente, um secretário geral e um tesoureiro.

Parágrafo único – O mandato da diretoria executiva terá a duração de 2 (dois) anos.

Art. 27 – Nenhum integrante da diretoria executiva poderá ser reeleito por dois períodos consecutivos, para o mesmo cargo.

Art. 28 – O presidente da diretoria executiva será substituído em seus impedimentos eventuais ou permanentes pelo vice-presidente e, na impossibilidade deste, pelo secretário geral ou pelo tesoureiro.

Art. 29 – Compete ao presidente da diretoria executiva:

Fig. 5-1. *(Continuação)*

1) Representar oficialmente a Sociedade, em juízo ou fora dele;

2) Cumprir e fazer cumprir os Estatutos da Sociedade;

3) Tomar providências de ordem administrativa;

4) Presidir as reuniões da diretoria executiva, bem como as do conselho consultivo e as da assembléia geral dos membros da SOBED;

5) Participar das reuniões do conselho superior;

6) Prestar contas, no final de sua gestão, ao conselho superior;

7) Representar a SOBED perante outras Sociedades Nacionais e Internacionais.

Art. 30 Compete ao vice-presidente da diretoria executiva:

1) Substituir o presidente em seus impedimentos eventuais ou permanentes;

2) Colaborar efetivamente com a presidência da diretoria executiva.

Art. 31 — Compete ao secretário geral:

1) Registrar em livro próprio, as atas de todas as reuniões da diretoria executiva e do conselho consultivo;

2) Encarregar-se da correspondência, de comum acordo com o presidente;

3) Substituir o vice-presidente em seus impedimentos eventuais ou permanentes;

4) Manter o boletim informativo da SOBED.

Art. 32 — Compete ao tesoureiro da diretoria executiva:

1) Zelar pelos valores da SOBED;

2) Providenciar o recebimento das contribuições dos membros e dos valores destinados a Sociedade;

3) Pagar as despesas autorizadas pelo presidente;

4) Apresentar o relatório da tesouraria, no final do seu mandato;

5) Substituir o secretário geral em seus impedimentos.

Art. 33 — A diretoria deverá indicar membros quites com a tesouraria da SOBED para compor as comissões eleitorais e de estatutos, admissão, científica, sindicância, ética e defesa profissional, finanças podendo ainda constituir tantas outras comissões quantas julgue necessário.

Art. 34 — Compete a comissão eleitoral e de estatutos estudar e dar parecer sobre toda matéria pertinente aos estatutos da SOBED, bem como propor medidas relativas a todo processo eleitoral e acompanhar a execução dos pleitos, zelando pela obediência às normas respectivas.

Art. 35 — As normas estabelecidas pela primeira comissão de admissão, aprovadas pela diretoria executiva referendadas pelo conselho superior só poderão ser modificadas com anuência dos mesmos órgãos.

Art. 36 — À comissão científica compete:

1) Estabelecer as suas próprias normas de ação ad referendum da diretoria executiva;

2) Analisar e opinar, quando solicitada, pela diretoria executiva, sobre os pedidos da concessão da TEED.

Art. 37 — Compete a comissão de sindicância proceder averiguação quanto aos novos membros propostos, instaurar e instruir processos relativos à infração deste estatuto e desincumbir-se de atividades correlatas mediante indicação da diretoria executiva.

Art. 38 — Compete a comissão de ética médica e defesa profissional analisar os assuntos deontológicos e estudar as questões relativas à defesa dos interesses profissionais dos membros da SOBED, bem como sugerir à diretoria executiva medidas sobre essas matérias.

Art. 39 — Compete à comissão de finanças, além de outras atribuições estabelecidas pelos órgãos de direção da SOBED, examinar e encaminhar parecer sobre os relatórios das atividades financeiras da SOBED.

Fig. 5-1. *(Continuação)*

Art. 40 — O conselho consultivo será constituído pelos presidentes dos capítulos estaduais, pelos representantes estaduais ou territoriais, pela diretoria da SOBED e pelos presidentes das comissões escolhidas.

Art. 41 — Compete ao conselho consultivo:

1) Auxiliar a diretoria executiva da SOBED em suas atividades científicas e administrativas;

2) Exigir relatórios anuais das atividades quer científicas, quer financeiras de cada capítulo da SOBED.

Art. 42 — Compete à diretoria executiva editar e distribuir o boletim informativo.

CAPÍTULO III

FORMAÇÃO E FUNCIONAMENTO DOS CAPÍTULOS E SUBCAPÍTULOS ESTADUAIS E TERRITORIAIS

Art. 43 — Só poderá haver um capítulo da SOBED em cada Estado, Território ou Distrito Federal.

Art. 44 — São condições necessárias à constituição de um Capítulo Regional da SOBED:

1) Existência de um mínimo de 5 (cinco) membros titulares;

2) Homologação pela diretoria executiva da SOBED.

Art. 45 — O presidente de cada capítulo será eleito dentre os membros titulares e na ocasião indicará os demais componentes da Diretoria que deverá constituir-se de um secretário e um tesoureiro.

§ 1.º — O presidente de capítulo não poderá ser eleito para mais de 2 (duas) gestões sucessivas.

§ 2.º — O presidente de cada capítulo será eleito para o mesmo período da diretoria executiva sendo a eleição processada em sua região nos 3 meses que antecedem a eleição da diretoria executiva da SOBED.

§ 3.º — Somente os membros titulares quites poderão eleger o presidente de cada capítulo.

Art. 46 — O Presidente do capítulo será automaticamente membro do conselho consultivo, independente de outras funções que exerça junto à diretoria executiva da SOBED.

Art. 47 — Os subcapítulos serão regidos pelo estatuto e regimento da SOBED.

Art. 48 — Compete aos capítulos estaduais ou territoriais da SOBED:

1) Executar seu regimento interno;

2) Promover reuniões e jornadas médicas entre seus sócios;

3) Estimular o desenvolvimento da endoscopia digestiva em sua região;

4) Promover seminários, após submeter o programa a consideração da diretoria executiva;

5) Indicar novos sócios para a Sociedade Brasileira de Endoscopia Digestiva;

6) Coordenar esforços no sentido de serem criados cursos de pós-graduação em serviços da especialidade;

7) Colaborar na realização de congressos e seminários patrocinados pela SOBED;

8) Defender os interesses de seus associados coletiva e individualmente;

9) Indicar seu vínculo com a SOBED em todos os seus impressos e documentos;

10) Encaminhar anualmente à SOBED, até o dia 30 de abril a relação dos sócios quites, na forma solicitada pela diretoria executiva;

11) Informar previamente à SOBED, quanto a situações que pareçam exigir a aplicação de punição aos associados;

12) Contribuir para a SOBED com a importância determinada pela diretoria executiva;

13) Não tomar iniciativa com respeito a assuntos de âmbito nacional sem prévia audiência da diretoria executiva da SOBED;

14) Filiar-se à Associação Médica do Estado ou Território no seu devido tempo;

15) Ser regido pelo estatuto e regimento da SOBED;

16) Ter sua diretoria eleita por votação direta dos sócios;

17) Cumprir as obrigações previstas no Estatuto da SOBED.

Fig. 5-1. *(Continuação)*

Art. 49 – Os subcapítulos deverão obedecer aos mesmos requisitos exigidos aos capítulos, exceto quanto ao número de titulares que serão em número de 3 (três).

CAPÍTULO IV

CATEGORIAS DOS MEMBROS

Art. 50 – Os membros da SOBED se distribuem nas seguintes categorias:

1) Fundadores;
2) Titulares;
3) Titular especialista;
4) Aspirantes;
5) Colaboradores;
6) Correspondentes;
7) Honorários;
8) Beneméritos;

Parágrafo único – Receberão certificado os membros da categoria de 1 a 8.

Art. 51 – São membros fundadores os signatários das atas de fundação de Curitiba e de Salvador e os fundadores dos capítulos e subcapítulos.

Art. 52 – Titular é aquele que satisfizer às seguintes exigências:

1) Ser médico da Associação Médica de seu Estado ou Território;

2) Estar quite e ser membro de um dos seguintes departamentos:

a) Departamento de Gastroenterologia e Nutrição;
b) Departamento de Proctologia;
c) Departamento de Cirurgia Geral ou Capítulo do Colégio Brasileiro de Cirurgiões;
d) Departamento ou Sociedade Brasileira de Hepatologia.

3) Ter curriculum vitae abonado pela comissão de admissão;

4) Comprovar que exerce a especialidade há pelo menos 3 anos em serviço reconhecido;

5) Ter apresentado como autor isolado ou co-autor trabalho científico em congresso ou seminário SOBED.

§ 1.º – Uma vez aprovado pela comissão de admissão, a diretoria executiva emitirá o Certificado de membro titular da SOBED.

§ 2.º – Em caso de não aprovação, o candidato terá tantas oportunidades quantas desejar para se tornar membro titular.

Art. 53 – Aspirante é aquele que:

1) For médico diplomado e pratique endoscopia digestiva;

2) For proposto pelo presidente do capítulo regional da sociedade e aprovado pela comissão de sindicância;

3) Não satisfizer as exigências para membro titular.

Art. 54 – Os membros da SOBED, qualquer que seja a sua categoria, poderão pertencer a mais de um departamento da Associação Médica de seu Estado ou Território e a uma ou mais Sociedades da Associação Médica Brasileira.

Art. 55 – Membro colaborador é o cidadão, com reconhecimento da idoneidade moral e profissional, execute atividades de interesse comum à endoscopia digestiva e que, sendo proposto à diretoria executiva, seja aprovado pelo conselho superior.

Art. 56 – Membro correspondente é o médico estrangeiro ou brasileiro residente fora do país, de reconhecida idoneidade moral e profissional que, tendo prestado auxílio à SOBED ou com ela colaborado, seja proposto pela diretoria executiva e aprovado pelo conselho superior.

Art. 57 – Membro honorário é o médico brasileiro ou estrangeiro, de notória competência que tenha prestado notáveis contribuições à endoscopia digestiva, tendo sido proposto por um membro do conselho superior seja aprovado pela maioria.

Art. 58 – Membro benemérito é o cidadão de reconhecida idoneidade moral que tenha contribuído de maneira relevante para o desenvolvimento da SOBED.

Fig. 5-1. *(Continuação)*

CAPÍTULO V

DIREITOS E DEVERES DOS MEMBROS

Art. 59 – Constituem direitos dos membros titulares da SOBED:

1) Votar e serem votados para quaisquer cargos indicados na assembléia geral dos sócios;

2) Demitir-se da condição de sócio da SOBED mediante comunicação por escrito à diretoria executiva;

3) Usar o título de membro titular da SOBED;

4) Tomar parte nos trabalhos regulares da sociedade;

5) Pleitear credenciamento para prestação de serviços da especialidade em órgãos públicos e empresas privadas;

6) Representar oficialmente a SOBED perante a Associação Médica de seu Estado ou Território quando solicitado e desde que não haja capítulo na região;

7) Receber o boletim informativo da sociedade.

Art. 60 – Constituem direitos dos membros aspirantes:

1) Os itens 2 e 4 do artigo 59.;

2) Usar o título de membro aspirante da SOBED.

Art. 61 – Constituem direitos dos membros colaboradores:

1) Os itens 2 e 4 do artigo 59;

2) Usar o título de membro colaborador da SOBED.

Art. 62 –Constituem direitos de membro correspondente:

1) Os itens 2 e 4 do artigo 59;

2) Usar o título de membro correspondente da SOBED.

Art. 63 – Os membros honorários e beneméritos não têm dever especial a cumprir, estão isentos do pagamento da anuidade, não têm direito a voto, não podem ser eleitos mas podem tomar parte nos trabalhos científicos e sociais da SOBED.

Art. 64 – Constituem deveres dos membros titulares:

1) Respeitar e fazer respeitar o estatuto, o regimento interno e as deliberações do conselho superior;

2) Comparecer regularmente às sessões ordinárias da sociedade, quando presentes aos congressos e seminários nacionais;

3) Desempenhar os cargos para os quais forem eleitos ou nomeados, podendo isentar-se unicamente por motivo de força maior justificado;

4) Contribuir com as anuidades estipuladas;

5) Fazer comunicações científicas e concorrer para o progresso da sociedade;

6) Fornecer, quando solicitados, resumos de suas comunicações para serem publicadas, a critério da sociedade;

7) Votar;

8) Cumprir seus deveres para com os Capítulos Estaduais ou Territoriais.

Art. 65 – Constituem deveres dos membros aspirantes:

1) Os itens 1, 2, 3, 4, 5, 6 e 8 do artigo 64.

Art. 66 – Constituem deveres dos membros colaboradores:

1) Os itens 1, 4, 5 e 6 do artigo 64;

2) Desempenhar as funções para as quais forem nomeados, podendo isentar-se unicamente por motivo de força maior justificada.

Art. 67 – Constituem deveres dos membros correspondentes:

1) Respeitar e fazer respeitar este estatuto;

2) Representar a SOBED, quando solicitado, no local onde residam;

3) Enviar à SOBED comunicações ou trabalhos científicos que serão apresentados em sessões ordinárias da sociedade.

Art. 68 – A categoria de membro fundador é honorífica e não confere ao seu portador qualificação profissional e quaisquer outros direitos.

Fig. 5-1. *(Continuação)*

CAPÍTULO VI

PENALIDADES

Art. 69 — Qualquer membro da SOBED é passível de punição, por conduta em desacordo com o preceituado neste estatuto ou no código de ética médica.

Art. 70 — As penalidades de acordo com a natureza e gravidade de infração, bem como a existência de antecedentes poderão ser:

1) Advertência sigilosa;
2) Censura;
3) Suspensão;
4) Exclusão.

Art. 71 — O processo de punição será instaurado por decisão da diretoria executiva, que indicará uma comissão de sindicância no capítulo estadual ou territorial correspondente.

Art. 72 — Em qualquer processo de punição será sempre assegurado ao associado, o direito de ampla defesa.

Parágrafo único — Os recursos ao conselho superior poderão ser interpostos no prazo máximo de 30 dias.

Art. 73 — Serão excluídos da SOBED:

1) Os que atentarem contra a existência da sociedade;
2) Os que desrespeitarem as decisões estatutárias e de órgãos diretivos;
3) Os que se recusarem a pagar a taxa inicial e as anuidades estipuladas, por dois anos consecutivos.

Parágrafo único — Os processos de exclusão deverão ser referendados pelo conselho superior.

Art. 74 — A readmissão dos membros que solicitarem desligamento da SOBED e dos incursos no item 3 do artigo 73, ficará a cargo da diretoria executiva e só será efetivada após a integral liquidação dos débitos do interessado com os cofres da SOBED.

Art. 75 — A readmissão de sócios excluídos por infração aos itens 1 e 2 do artigo 73 deste estatuto só poderá efetuar-se com a aprovação de 2/3 (dois terços) dos membros do conselho superior.

CAPÍTULO VII

CONGRESSOS, SEMINÁRIOS E REUNIÕES

Art. 76 — A Sociedade Brasileira de Endoscopia Digestiva promoverá congressos e seminários de caráter nacional, que serão realizados alternadamente todos os anos.

Art. 77 — Os congressos nacionais deverão ser, sempre que possível, conjuntamente com os congressos da Federação Brasileira de Gastroenterologia.

§,1.º — O local e a data de cada congresso da SOBED deverão ser escolhidos de comum acordo com as autoridades da Federação Brasileira de Gastroenterologia.

§ 2.º — A assembléia geral dos sócios, quando bem entender, poderá indicar data e local diferentes dos da Federação Brasileira de Gastroenterologia.

Art. 78 — A estruturação dos congressos bianuais serão estabelecidos em conjunto pelas diretorias da SOBED e da Federação.

Art. 79 — Os congressos nacionais da SOBED serão dirigidos por uma comissão organizadora, composta de um presidente, um secretário e um tesoureiro indicados pela diretoria executiva.

Parágrafo anterior — Os presidentes dos capítulos estaduais ou territoriais não serão, obrigatoriamente, componentes da comissão organizadora dos congressos.

Art. 80 — O presidente da comissão organizadora dos congressos será designado pelo presidente do congresso nacional de endoscopia digestiva e escolherá livremente seus secretários e outros colaboradores, aos quais atribuirá as funções correspondentes.

Fig. 5-1. *(Continuação)*

Parágrafo único — O presidente da comissão de finanças do congresso será sempre o tesoureiro da diretoria executiva da SOBED.

Art. 81 — A diretoria executiva da SOBED auxiliará financeiramente nos limites de suas possibilidades, à comissão organizadora do congresso.

Parágrafo único — Todo o saldo do congresso se reverterá aos cofres da diretoria executiva da SOBED.

Art. 82 — O conselho superior deverá indicar os temas oficiais dos congressos, escolher seus relatores como também os conferencistas especialmente convidados.

Art. 83 — As datas e locais dos seminários nacionais serão escolhidos em assembléia geral dos sócios, sugeridos pelos presidentes dos capítulos estaduais ou territoriais ou representantes da SOBED.

Art. 84 — O presidente da comissão organizadora do seminário será indicado pelo conselho superior.

Parágrafo único — O presidente da comissão de finanças será sempre o tesoureiro da diretoria executiva.

Art. 85 — O presidente da comissão organizadora do seminário poderá escolher livremente seus colaboradores aos quais atribuirá as funções correspondentes.

Art. 86 — A diretoria da SOBED poderá auxiliar financeiramente a comissão organizadora do seminário dentro de suas possibilidades.

Parágrafo único — Todo o saldo do seminário se reverterá aos cofres da diretoria executiva.

Art. 87 — O *conselho superior* deverá indicar os temas oficiais do seminário, escolher seus relatos como também os conferencistas especialmente convidados.

Art. 88 — Compete às comissões organizadoras dos congressos e seminários elaborar regimentos internos de seus respectivos congressos e seminários.

Art. 89 — Só poderão tomar parte ativa nas sessões científicas dos congressos e seminários os sócios quites com a SOBED.

Art. 90 — As jornadas científicas e cursos de atualização, ou outros tipos de reunião científica, poderão ser organizados e realizados em quaisquer épocas, de conformidade com entendimentos prévios entre a diretoria dos capítulos interessados e a diretoria executiva da SOBED.

CAPÍTULO VIII

NORMAS PARA CONCESSÃO DE TÍTULO DE ESPECIALISTA

Art. 91 — A Sociedade Brasileira de Endoscopia Digestiva poderá conceder a seus membros o título de Especialista em Endoscopia Digestiva (T.E.E.D.) em um ou mais dos seguintes setores:

1) Esôfago-gastro-duodenoscopia;
2) C.P.E.;
3) Colonoscopia;
4) Laparoscopia.

Art. 92 — As solicitações do T.E.E.D. deverão ser enviadas à diretoria executiva pelos presidentes dos capítulos estaduais ou territoriais até 3 (três) meses antes dos seminários nacionais.

Parágrafo único — É passível de punição o membro da SOBED que dificultar o cumprimento do exposto neste artigo.

Art. 93 — A diretoria executiva abalisará todas as solicitações de TEED e enviará ao conselho superior para estudo e aprovação somente os pedidos que preencham as condições mínimas para obtenção do TEED.

Art. 94 — A diretoria executiva encaminhará a comissão científica a análise das solicitações do TEED e se reunirá em sessões extraordinárias para ouvir os resultados, aprovação ou não das mesmas em plenário.

Fig. 5-1. *(Continuação)*

Art. 95 — As decisões do conselho superior serão enviadas à diretoria executiva que preparará os respectivos certificados de TEED dos sócios aprovados.

Art. 96 — A entrega do TEED far-se-á em reunião solene dirigida pelo presidente da SOBED, devendo em ocasião serem enfatizados o valor do título e o da pessoa dos premiados, assim como a orientação e os objetivos da SOBED.

Art. 97 — A SOBED concederá o TEED dos profissionais médicos que o solicitem desde que preencham as seguintes condições:

1) Ser Professor Titular, Docente-Livre, Professor Adjunto ou Professor Assistente das disciplinas de Gastroenterologia, Proctologia ou Cirurgia Digestiva Geral, de Faculdades Médicas Brasileiras reconhecidas pelo Governo Federal;

2) Praticar a endoscopia digestiva moderna em mais de um segmento pelo período mínimo de 3 anos;

3) Ser membro titular da SOBED;

4) Estar quites com a tesouraria da SOBED.

Art. 98 — A SOBED concederá ainda o TEED aos profissionais médicos que solicitarem desde que satisfaçam as seguintes exigências:

1) Ser formado há pelo menos 5 anos;

2) Praticar a endoscopia digestiva em seu todo ou em um de seus setores pelo período mínimo de 3 anos;

3) Ser membro titular e quite com a SOBED;

4) Apresentar Curriculum Vitae;

5) Ter sido aprovado no exame da especialidade.

Art. 99 — Os exames de especialidade serão realizados por ocasião e no local dos seminários nacionais de endoscopia digestiva.

Art. 100 — A comissão julgadora nos exames das especialidades, será constituída por membros indicados pela diretoria executiva que determinará antecipadamente as normas, o dia, a hora e o tempo de exame. Seus resultados deverão ser conhecidos em tempo hábil e enviado à diretoria executiva.

Art. 101 — Terá seu TEED cassado o membro da SOBED incurso no exposto no artigo 73, devendo esta providência ser automaticamente comunicada às autoridades competentes.

CAPÍTULO IX

PATRIMÔNIO DA SOCIEDADE

Art. 102 — O patrimônio da Sociedade Brasileira de Endoscopia Digestiva constará de:

1) Bens móveis e imóveis que adquirir;

2) Anuidade de seus sócios;

3) Importância ou donativos oferecidos pelos sócios beneméritos;

4) Rendas eventuais.

Art. 103 — A SOBED poderá aceitar doações, contribuições, legados de bolsas de instituições privados ou oficiais, destinados às finalidades da sociedade.

Parágrafo único — Os recursos obtidos serão reunidos, guardados e administrados pela diretoria executiva em exercício.

CAPÍTULO X

DISPOSIÇÕES GERAIS E TRANSITÓRIAS

Art. 104 — Em tempo oportuno a SOBED deverá filiar-se à Associação Médica Brasileira.

Art. 105 — Somente o presidente em exercício da diretoria executiva ou pessoa por ela credenciada poderá dirigir-se, em nome da Sociedade ao público ou aos poderes constituídos.

Art. 106 — É vedado à diretoria executiva da SOBED e a qualquer dos órgãos da entidade, tomar parte em manifestações político-partidárias.

Fig. 5-1. *(Continuação)*

Art. 107 – A SOBED não admitirá, em qualquer de seus órgãos ou entidades, a existência de preconceitos de raça, cor, religião e sexo.

Art. 108 – A diretoria executiva da SOBED colaborará com os Conselhos Regionais de Medicina dos Estados do Brasil na aplicação no código de ética médica.

Art. 109 – A SOBED poderá manter, quando necessário, assessoria jurídica junto a sua diretoria executiva.

Art. 110 – Não haverá cargos remunerados na direção da SOBED.

Art. 111 – Enquanto não se designam membros titulares a constituição dos capítulos regionais da SOBED nas Unidades Federativas, Nacionais, far-se-á com os médicos endoscopistas que preencham os critérios provisórios estabelecidos pela diretoria executiva.

Art. 112 – Os documentos comprobatórios das atividades e méritos profissionais dos sócios da SOBED deverão ser assinados pelo presidente da diretoria executiva e pelos presidentes dos capítulos estaduais ou territoriais ou representantes Estaduais ou Territoriais, ou seus institutos legais.

Art. 113 – O presente estatuto, aprovado em assembléia geral, em 1976, na cidade de Salvador, entrará em vigor a partir da aprovação de sua redação final pela comissão eleitoral e de estatutos e diretoria executiva.

Art. 114 – Enquanto não forem criados os capítulos exercerão suas funções os representantes da SOBED indicados pela diretoria executiva.

Art. 115 – Os membros da SOBED não respondem solidária ou subsidiariamente pelos compromissos assumidos pela diretoria executiva ou pelas diretorias dos capítulos em nome da sociedade.

Fig. 5-1. *(Continuação)*

Às 17:00 horas do dia 12 de julho de 1976, em uma das salas em que se realizava o que se resolveu denominar ***I Congresso Brasileiro de Endoscopia Digestiva***, que ocorreu juntamente com o XXV Congresso Brasileiro de Gastroenterologia, em Salvador, reuniram-se os signatários da ATA DE FUNDAÇÃO da Sociedade Brasileira de Endoscopia Digestiva, datada de 25 de julho de 1975.

Resolveram, por unanimidade:

1. Ampliar a relação dos sócios fundadores e eleger a primeira diretoria.
2. Indicar os nomes de novos sócios fundadores a serem adicionados à relação dos 14 (quatorze) participantes da criação da SOBED em Curitiba, em 1975.
3. Os nomes indicados foram aprovados por seus méritos e incorporados à relação de sócios fundadores. Seus nomes constam da Ata lavrada na ocasião e reproduzida abaixo (Fig. 5-2).
4. Foram abertas inscrições para candidatos aos postos de Presidente, Presidente-eleito, Vice-Presidente, Secretário Geral e Tesoureiro.
5. Foi apresentada uma única chapa, assim constituída:
   Presidente: José Martins Job (RS)
   Presidente-eleito: Akira Nakadaira (SP)
   Vice-Presidente: José de Souza Meirelles Filho (SP)
   Secretário Geral: José Figueiredo Penteado (RJ)
   Tesoureiro: Sylvio Pereira de Jesus (DF)
6. Esta diretoria foi eleita por unanimidade, ficando decidido que a posse da primeira diretoria seria no dia 15 de julho.

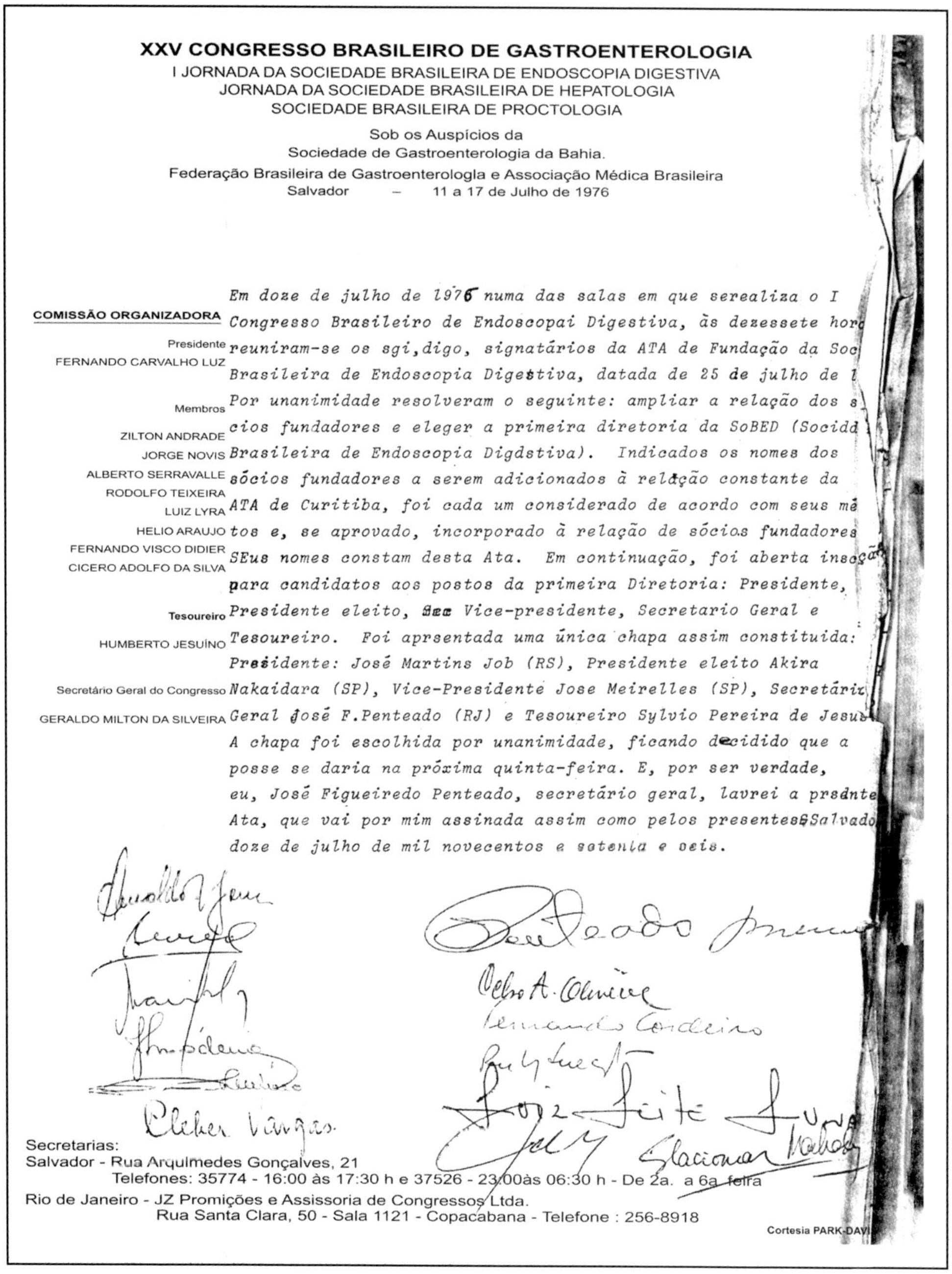

XXV CONGRESSO BRASILEIRO DE GASTROENTEROLOGIA
I JORNADA DA SOCIEDADE BRASILEIRA DE ENDOSCOPIA DIGESTIVA
JORNADA DA SOCIEDADE BRASILEIRA DE HEPATOLOGIA
SOCIEDADE BRASILEIRA DE PROCTOLOGIA
Sob os Auspícios da
Sociedade de Gastroenterologia da Bahia.
Federação Brasileira de Gastroenterologia e Associação Médica Brasileira
Salvador – 11 a 17 de Julho de 1976

COMISSÃO ORGANIZADORA
Presidente
FERNANDO CARVALHO LUZ
Membros
ZILTON ANDRADE
JORGE NOVIS
ALBERTO SERRAVALLE
RODOLFO TEIXEIRA
LUIZ LYRA
HELIO ARAUJO
FERNANDO VISCO DIDIER
CICERO ADOLFO DA SILVA
Tesoureiro
HUMBERTO JESUÍNO
Secretário Geral do Congresso
GERALDO MILTON DA SILVEIRA

Em doze de julho de 1976 numa das salas em que serealiza o I Congresso Brasileiro de Endoscopai Digestiva, às dezessete hor reuniram-se os sgi,digo, signatários da ATA de Fundação da Soc Brasileira de Endoscopia Digestiva, datada de 25 de julho de 1 Por unanimidade resolveram o seguinte: ampliar a relação dos s cios fundadores e eleger a primeira diretoria da SoBED (Socidd Brasileira de Endoscopia Digdstiva). Indicados os nomes dos sócios fundadores a serem adicionados à relção constante da ATA de Curitiba, foi cada um considerado de acordo com seus mé tos e, se aprovado, incorporado à relação de sócios fundadores SEus nomes constam desta Ata. Em continuação, foi aberta insc para candidatos aos postos da primeira Diretoria: Presidente, Presidente eleito, Sec Vice-presidente, Secretario Geral e Tesoureiro. Foi aprsentada uma única chapa assim constituida: Presidente: José Martins Job (RS), Presidente eleito Akira Nakaidara (SP), Vice-Presidente Jose Meirelles (SP), Secretári Geral José F.Penteado (RJ) e Tesoureiro Sylvio Pereira de Jesu A chapa foi escolhida por unanimidade, ficando decidido que a posse se daria na próxima quinta-feira. E, por ser verdade, eu, José Figueiredo Penteado, secretário geral, lavrei a prsdnte Ata, que vai por mim assinada assim como pelos presentes Salvado doze de julho de mil novecentos e setenta e seis.

Secretarias:
Salvador - Rua Arquimedes Gonçalves, 21
Telefones: 35774 - 16:00 às 17:30 h e 37526 - 23/00às 06:30 h - De 2a. a 6a feira
Rio de Janeiro - JZ Promições e Assissoria de Congressos Ltda.
Rua Santa Clara, 50 - Sala 1121 - Copacabana - Telefone : 256-8918

Cortesia PARK-DAVI

Fig. 5-2. Ata da Primeira Assembleia Geral da SOBED, Salvador, 12 de julho de 1976. *(Continua)*

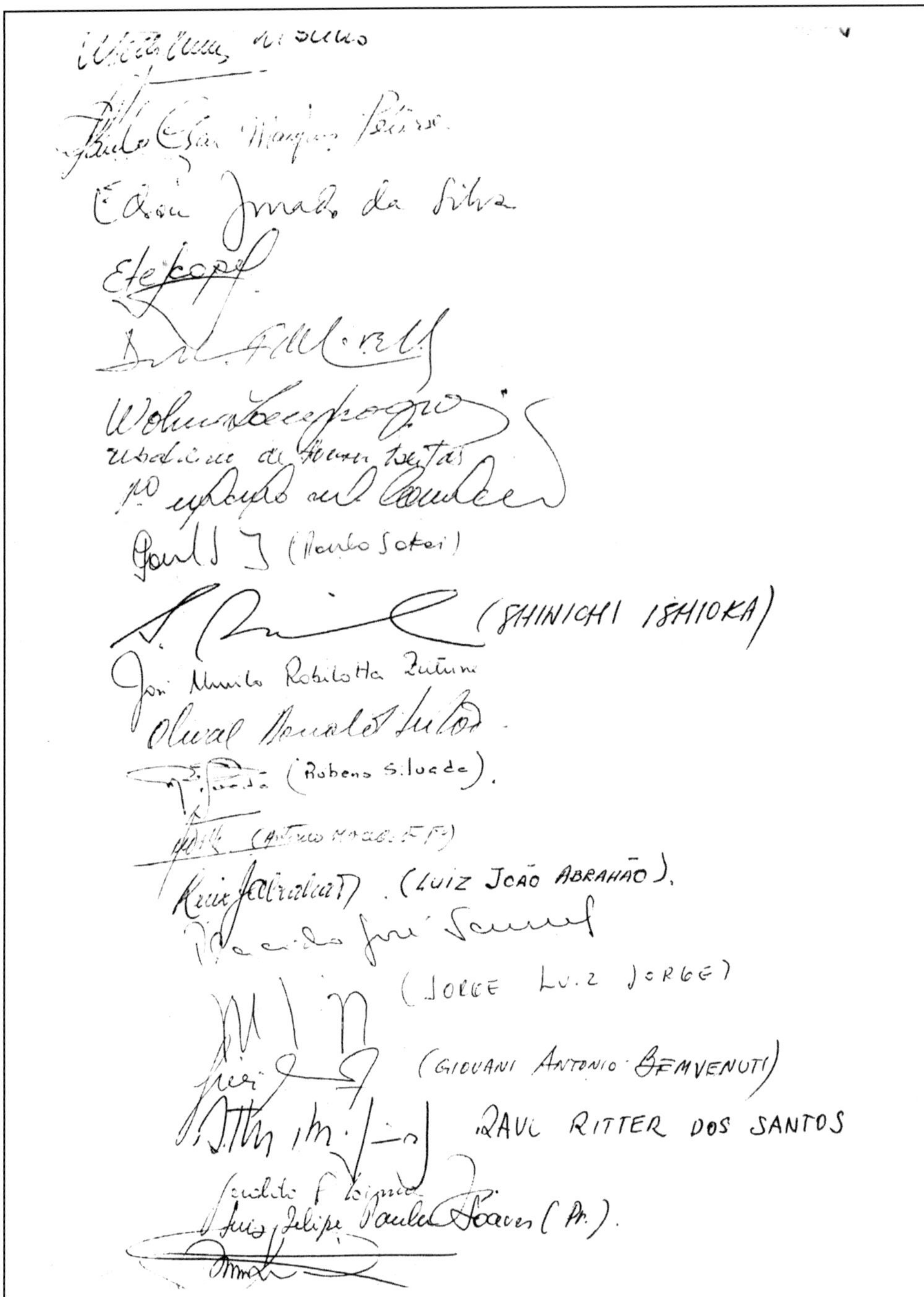

Fig. 5-2. *(Continuação)*

Assim, o número de participantes da reunião foi ampliado (itens 1, 2 e 3, anteriormente), naquela que foi considerada a **Primeira Assembleia Geral da SOBED**. Nesta reunião, presidida por José M. Job, foram relatados todos os acontecimentos já referidos, desde os primeiros passos em Brasília, em 1972, quando foi endereçada à Federação Brasileira de Gastroenterologia a petição solicitando a criação de uma Seção de Endoscopia, até a decisão de se constituir uma Sociedade, tomada em Curitiba em 1975, durante a realização do III Seminário Brasileiro de Endoscopia Digestiva. Fator importante nesta tomada de decisão foi o parecer

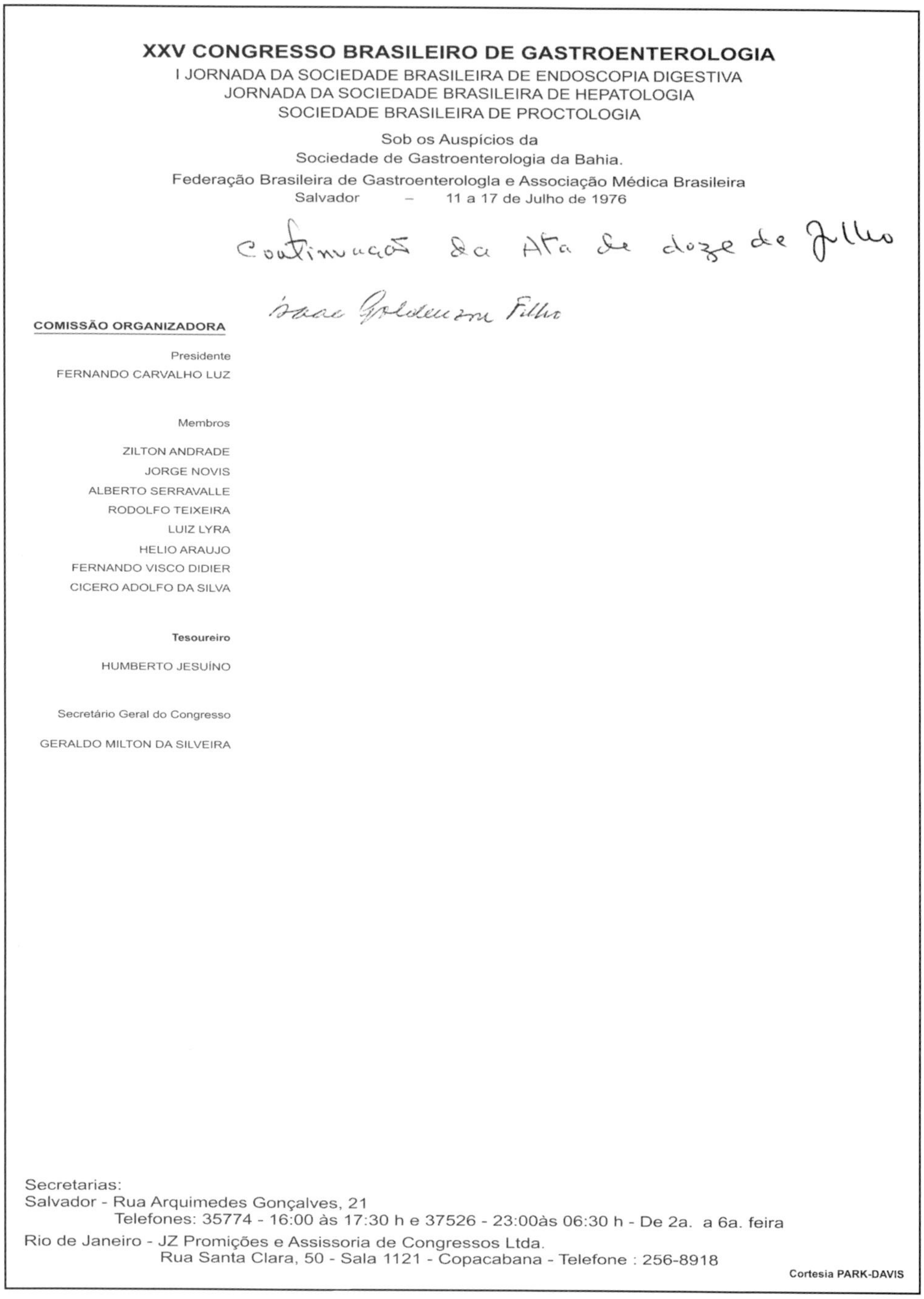

XXV CONGRESSO BRASILEIRO DE GASTROENTEROLOGIA

I JORNADA DA SOCIEDADE BRASILEIRA DE ENDOSCOPIA DIGESTIVA
JORNADA DA SOCIEDADE BRASILEIRA DE HEPATOLOGIA
SOCIEDADE BRASILEIRA DE PROCTOLOGIA

Sob os Auspícios da
Sociedade de Gastroenterologia da Bahia.
Federação Brasileira de Gastroenterologia e Associação Médica Brasileira
Salvador – 11 a 17 de Julho de 1976

Continuação da Ata de doze de Julho

COMISSÃO ORGANIZADORA

Presidente
FERNANDO CARVALHO LUZ

Membros
ZILTON ANDRADE
JORGE NOVIS
ALBERTO SERRAVALLE
RODOLFO TEIXEIRA
LUIZ LYRA
HELIO ARAUJO
FERNANDO VISCO DIDIER
CICERO ADOLFO DA SILVA

Tesoureiro
HUMBERTO JESUÍNO

Secretário Geral do Congresso
GERALDO MILTON DA SILVEIRA

Secretarias:
Salvador - Rua Arquimedes Gonçalves, 21
Telefones: 35774 - 16:00 às 17:30 h e 37526 - 23:00às 06:30 h - De 2a. a 6a. feira
Rio de Janeiro - JZ Promições e Assissoria de Congressos Ltda.
Rua Santa Clara, 50 - Sala 1121 - Copacabana - Telefone : 256-8918

Cortesia PARK-DAVIS

Fig. 5-2. *(Continuação)*

contrário à nossa petição, emitido pela comissão designada pelo então presidente da FBG, Nereu de Almeida Júnior, que tinha o Prof. Clodoaldo Beckmann como relator.

Diversos colegas fizeram uso da palavra, todos eles apoiando a decisão de se constituir uma Sociedade de Endoscopia independente. Glaciomar Machado chamou a atenção para o sucesso de público e o alto nível científico alcançado nos quatro Seminários Brasileiros de Endoscopia Digestiva, já realizados, enfatizando termos constituído a base para alçarmos voos mais arrojados, fundando uma sociedade própria.

No dia 15 de julho, quinta-feira, às 15:30 horas, reuniu-se a recém-eleita diretoria executiva que tomou as seguintes decisões (Fig. 5-3):

A) **Constituir as seguintes comissões:**

1. Comissão Eleitoral e de Estatutos:
   Fernando Cordeiro (PE)
   Edson Jurado da Silva (RJ)
   Dulmar Garcia de Carvalho (MG)
2. Comissão de Admissão:
   Celso Afonso de Oliveira (MG)
   Akira Nakadaira (SP)
   Luiz Leite Luna (RJ)

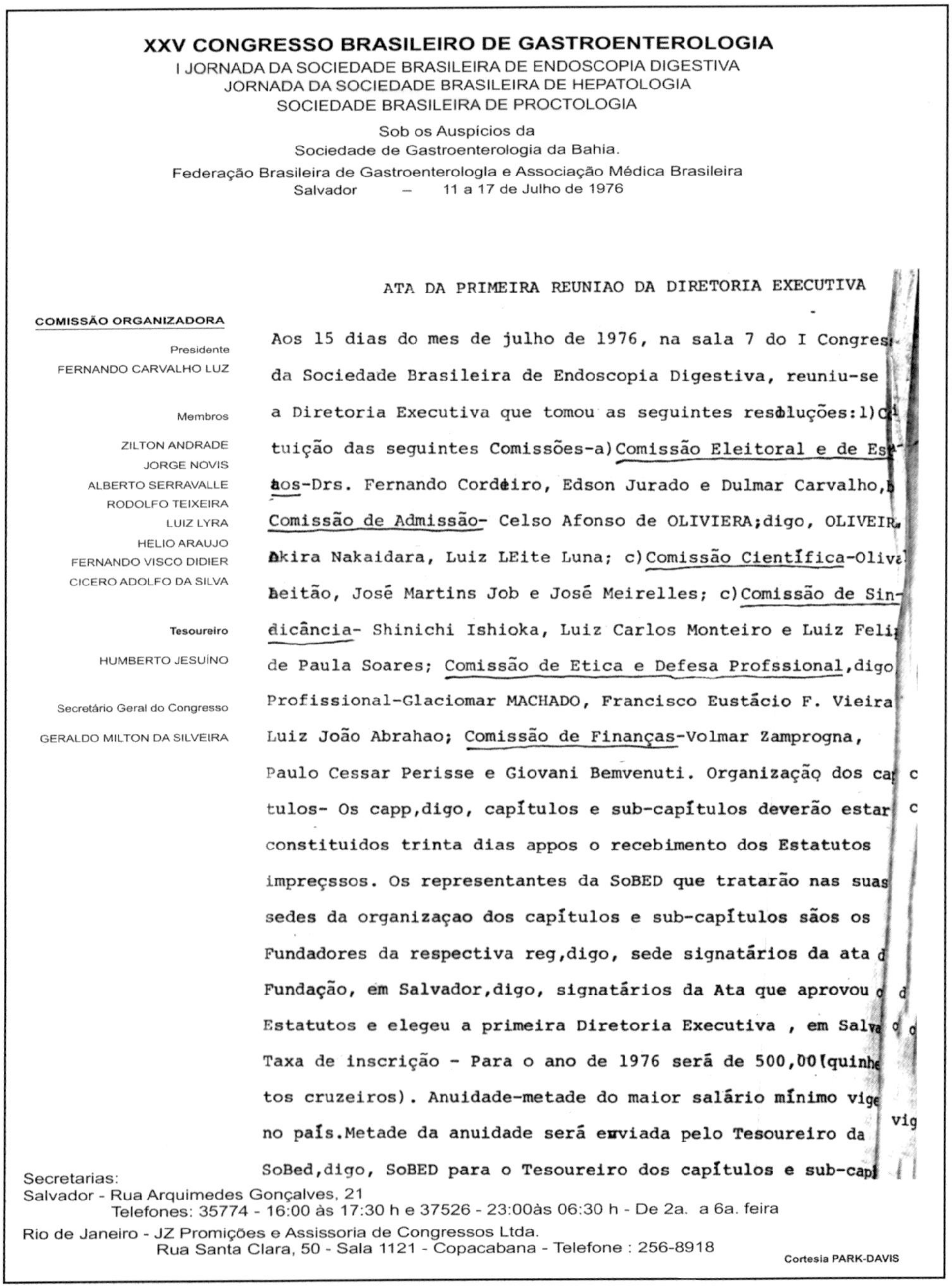

XXV CONGRESSO BRASILEIRO DE GASTROENTEROLOGIA
I JORNADA DA SOCIEDADE BRASILEIRA DE ENDOSCOPIA DIGESTIVA
JORNADA DA SOCIEDADE BRASILEIRA DE HEPATOLOGIA
SOCIEDADE BRASILEIRA DE PROCTOLOGIA
Sob os Auspícios da
Sociedade de Gastroenterologia da Bahia.
Federação Brasileira de Gastroenterologla e Associação Médica Brasileira
Salvador — 11 a 17 de Julho de 1976

COMISSÃO ORGANIZADORA
Presidente
FERNANDO CARVALHO LUZ
Membros
ZILTON ANDRADE
JORGE NOVIS
ALBERTO SERRAVALLE
RODOLFO TEIXEIRA
LUIZ LYRA
HELIO ARAUJO
FERNANDO VISCO DIDIER
CICERO ADOLFO DA SILVA
Tesoureiro
HUMBERTO JESUÍNO
Secretário Geral do Congresso
GERALDO MILTON DA SILVEIRA

ATA DA PRIMEIRA REUNIAO DA DIRETORIA EXECUTIVA

Aos 15 dias do mes de julho de 1976, na sala 7 do I Congres
da Sociedade Brasileira de Endoscopia Digestiva, reuniu-se
a Diretoria Executiva que tomou as seguintes resoluções:1)C
tuição das seguintes Comissões-a)Comissão Eleitoral e de Es
tos-Drs. Fernando Cordeiro, Edson Jurado e Dulmar Carvalho,b
Comissão de Admissão- Celso Afonso de OLIVIERA;digo, OLIVEIR
Akira Nakaidara, Luiz LEite Luna; c)Comissão Científica-Oliv
Leitão, José Martins Job e José Meirelles; c)Comissão de Sin-
dicância- Shinichi Ishioka, Luiz Carlos Monteiro e Luiz Feli
de Paula Soares; Comissão de Etica e Defesa Profssional,digo
Profissional-Glaciomar MACHADO, Francisco Eustácio F. Vieira
Luiz João Abrahao; Comissão de Finanças-Volmar Zamprogna,
Paulo Cessar Perisse e Giovani Bemvenuti. Organizaçaọ dos ca
tulos- Os capp,digo, capítulos e sub-capítulos deverão estar
constituidos trinta dias appos o recebimento dos Estatutos
impreçssos. Os representantes da SoBED que tratarão nas suas
sedes da organizaçao dos capítulos e sub-capítulos são os
Fundadores da respectiva reg,digo, sede signatários da ata d
Fundação, em Salvador,digo, signatários da Ata que aprovou o
Estatutos e elegeu a primeira Diretoria Executiva , em Salva
Taxa de inscrição - Para o ano de 1976 será de 500,00(quinhe
tos cruzeiros). Anuidade-metade do maior salário mínimo vige
no país.Metade da anuidade será enviada pelo Tesoureiro da
SoBed,digo, SoBED para o Tesoureiro dos capítulos e sub-cap

Secretarias:
Salvador - Rua Arquimedes Gonçalves, 21
Telefones: 35774 - 16:00 às 17:30 h e 37526 - 23:00às 06:30 h - De 2a. a 6a. feira
Rio de Janeiro - JZ Promições e Assissoria de Congressos Ltda.
Rua Santa Clara, 50 - Sala 1121 - Copacabana - Telefone : 256-8918

Cortesia PARK-DAVIS

Fig. 5-3. Ata da primeira reunião da recém-eleita Diretoria Executiva da SOBED, datada de 15 de julho de 1976.

3.Comissão Científica:
Olival Leitão (PR)
José M. Job (RS)
José Meirelles (SP)

4. Comissão de Sindicância:
Shinichi Ishioka (SP)
Luiz Carlos Monteiro (RJ)
Luiz Felipe de Paula Soares (PR)

5. Comissão de Defesa Profissional:
Glaciomar Machado (RJ)
Francisco Eustácio F. Vieira (PE)
Luiz João Abrahão (RJ)

XXV CONGRESSO BRASILEIRO DE GASTROENTEROLOGIA
I JORNADA DA SOCIEDADE BRASILEIRA DE ENDOSCOPIA DIGESTIVA
JORNADA DA SOCIEDADE BRASILEIRA DE HEPATOLOGIA
SOCIEDADE BRASILEIRA DE PROCTOLOGIA
Sob os Auspícios da
Sociedade de Gastroenterologia da Bahia.
Federação Brasileira de Gastroenterologia e Associação Médica Brasileira
Salvador – 11 a 17 de Julho de 1976

COMISSÃO ORGANIZADORA
Presidente
FERNANDO CARVALHO LUZ
Membros
ZILTON ANDRADE
JORGE NOVIS
ALBERTO SERRAVALLE
RODOLFO TEIXEIRA
LUIZ LYRA
HELIO ARAUJO
FERNANDO VISCO DIDIER
CICERO ADOLFO DA SILVA
Tesoureiro
HUMBERTO JESUINO
Secretário Geral do Congresso
GERALDO MILTON DA SILVEIRA

lod,digo, capítulos.Esta anuidade deverá ser paga até 31 de dezembro de cada ano. As anuidadds fora do prazo serão acrescidas de cincoenta por cento por ano. O Titulo de membro da SoBED, mesmo para ols ,digo, Fundadores, só será emitido após o pagamento da taxa de inscrição.Des,digo,.... Designa o Doutor Arnan,digo, Arnaldo José Ganc para encarregado de tratar junto à ASsociação Brasileira de Medyi,digo Medicina dos assuntos,digo, Associação Médica Brasileira dos assuntos de intre,digo, interesse comum à AMB e à AS,digo, SoBED. Resolveu que a posse da primeira Diretoria Executiva, recem eleita, terá luga r hoje e que o Presidente, no Banquet de Encerramento, fará um pequeno discurso depois de apresent aos presentes os demais intdgrantes da Diretoria Executiva. E por ser verdade eu, JOSE FIGUEIREDO MENTEADO, secretário geral, lavrei a presente ana,digo,ata que vai assinada por, digo, pelos presentes.

Secretarias:
Salvador - Rua Arquimedes Gonçalves, 21
Telefones: 35774 - 16:00 às 17:30 h e 37526 - 23:00às 06:30 h - De 2a. a 6a. feira
Rio de Janeiro - JZ Promições e Assissoria de Congressos Ltda.
Rua Santa Clara, 50 - Sala 1121 - Copacabana - Telefone : 256-8918

Cortesia PARK-DAVIS

Fig. 5-3. *(Continuação)*

6.Comissão de Finanças:
Volmar Zamprogna
Paulo César Perissê (RJ)
Giovani Bemvenuti (RS)

B) **Capítulos e subcapítulos** deverão estar constituídos trinta dias após o recebimento dos estatutos impressos. Os representantes da SOBED que tratarão da organização dos capítulos e subcapítulos, nos diferentes Estados da Federação, são os fundadores signatários da ata que aprovou os estatutos e elegeu a primeira diretoria executiva em Salvador.
C) **Taxa de inscrição:** para o ano de 1976 será de 500,00 (quinhentos cruzeiros). Ficou acordado que o cálculo do valor das anuidades subsequentes corresponderá à metade do maior salário mínimo vigente no País. O Tesoureiro da SOBED enviará a metade desta anuidade para o tesoureiro dos capítulos. Esta anuidade deverá ser quitada até o dia 31 de dezembro de cada ano. As anuidades pagas fora do prazo serão acrescidas de multa de cinquenta por cento por ano.
D) **Os títulos de Membro da SOBED**, mesmo para os Fundadores, só será emitido após o pagamento da taxa de inscrição.
E) **Designar o Dr. Arnaldo José Ganc (SP)** para tratar, junto à Associação Médica Brasileira dos assuntos de interesse comum à AMB e à SOBED.
F) **Empossar a primeira Diretoria Executiva** no dia de hoje.
G) **No jantar de encerramento**, o Presidente Job fará um pequeno discurso depois de apresentar os demais integrantes da diretoria executiva.

Nesta fase inicial, embrionária, percebe-se que, como é natural, nossas atenções estavam voltadas para:

1. Agregar todos os endoscopistas brasileiros, contemplando com o título de **sócio fundador** todos aqueles que participaram da Assembleia Geral de Salvador e aqueles que iriam participar da fundação dos capítulos e subcapítulos.
2. Fundar capítulos e subcapítulos de forma a expandir a sociedade por todo o território nacional.
3. Iniciar gestões para a inclusão da SOBED como Departamento Científico da AMB.

Nota-se, analisando as comissões constituídas, que ainda não nos preocupávamos com o **título de Especialista em Endoscopia Digestiva**, mesmo porque ainda não éramos reconhecidos pela AMB como especialidade médica. Por ser da maior importância, **este tema será apresentado no Capítulo 6**.

6 O VI SEMINÁRIO BRASILEIRO DE ENDOSCOPIA DIGESTIVA (1983)

Glaciomar Machado

O VI Seminário Brasileiro de Endoscopia Digestiva foi realizado em Campinas, entre 22 e 24 de outubro de 1983, com Flávio Antonio Quilici como presidente da comissão organizadora. Este seminário teve, como desafios, (1) conseguir o "quórum" exigido para permitir a "troca dos estatutos vigentes"; (2) realizar o primeiro concurso para obtenção do Título de Especialista em Endoscopia Digestiva.

OS DESAFIOS DA ORGANIZAÇÃO

A comissão organizadora presidida por Flávio Quilici e a diretoria da SOBED (Glaciomar Machado, presidente; Luiz Artur G. Juruena de Mattos, Secretário e Alexandre Abrão Neto, Tesoureiro) receberam da diretoria anterior (gestão José Meirelles) a incumbência de organizar o VI Seminário Brasileiro de Endoscopia Digestiva a ser realizado em Campinas, em outubro de 1983.

Meirelles deixou alinhavada a espinha dorsal do evento para Quilici, porém, os participantes do programa científico ainda não haviam sido escolhidos oficialmente. Decidimos, então, implantar uma inovação na composição do quadro de palestrantes: cada capítulo da SOBED indicaria um número de expositores proporcional ao número de sócios titulares daquele capítulo. Assim, o capítulo de São Paulo teria um percentual maior de participantes por ter um número maior de sócios titulares; o Rio de Janeiro contribuiria com o segundo maior número de expositores por segundar São Paulo quanto ao número de sócios titulares, e assim por diante. Estados que ainda não tivessem constituído capítulos por motivos os mais diversos, seriam contemplados com a presidência ou a secretaria das diversas atividades científicas (conferências, mesas-redondas, simpósios, colóquios e sessões de temas livres). Esta concepção foi prontamente aceita por Flávio Quilici e, após algumas reuniões no Rio de Janeiro, com a presença ativa de Luiz Artur Juruena de Mattos e de Alexandre Abrão, a programação científica foi definitivamente concluída.

A diretoria da SOBED, entretanto, se propôs a aproveitar o Seminário de Campinas para alçar voos mais arrojados, atendendo aos anseios dos endoscopistas brasileiros: propusemo-nos a aplicar a primeira prova para obtenção do título de especialista em endoscopia digestiva e a modificar os estatutos vigentes, já necessitando de ajustes à época.

A esses desafios, somaram-se outros:

- A prova para o título de especialista somente poderia existir e ser reconhecida, se a SOBED fosse admitida pela Associação Médica Brasileira como especialidade médica.
- Alcançar o "quórum" exigido para mudança dos estatutos.

Acordamos, Flávio Quilici e a diretoria executiva da SOBED, que seria necessária uma propaganda maciça e bem-feita para a concretização destas metas. E, como planejado, foi feito e os objetivos foram alcançados como verão a seguir.

OS NOVOS ESTATUTOS

O trecho a seguir é cópia da *Mensagem do Presidente*, de autoria de Glaciomar Machado, inserido na Revista Brasileira de Endoscopia Digestiva (1973). Esta revista era enviada gratuitamente a todos os sócios da SOBED:

"É natural que o estatuto vigente da SOBED, concebido e redigido à época de fundação da Sociedade, apresente imperfeições, originadas tanto pela falta de orientação e redação jurídicas como pela natural evolução socioeconomico-técnica através do tempo. É verdade que os estatutos iniciais foram testados e se mostraram muito úteis nos anos iniciais de nossa Sociedade.

Na gestão Meirelles, a Comissão de Estatutos, formada por colegas de Pernambuco, redigiu um anteprojeto de reforma que não chegou a ser apreciado na Assembleia Geral de 1982, realizada durante o congresso brasileiro, em São Paulo, por falta de "quórum". (grifo nosso)

O anteprojeto de Pernambuco já representava uma evolução em relação ao estatuto vigente à época, mas ainda apresentava falhas, a mais importante delas, *não ser concebido e redigido em linguagem jurídica apropriada.*

Com o objetivo de aperfeiçoar o anteprojeto de Pernambuco, a Comissão de Estatutos da gestão Glaciomar Machado, composta por *Jerônimo Martins de Andrade (MG) – Presidente; Roberto Geraldes Morelli (SP) e Burech Abramovitch (RJ)*, com a colaboração de *Ismael Maguilnik (RS) e Glaciomar Machado (RJ)*, reuniu-se por diversas vezes em Belo Horizonte e, finalmente, no Rio de Janeiro, assessorada pelo Dr. José da Rocha Paixão, Consultor Jurídico da Associação Médica de Minas Gerais e responsável pela atualização dos estatutos daquela entidade. Com grande experiência no assunto e com a competência que o tornou respeitado por seus pareceres, o Dr. Paixão, amigo pessoal e indicado pelo Dr. Jerônimo de Andrade, fez a redação final do atual anteprojeto.

Prestigie a sua Sociedade; prestigie você mesmo. Compareça à Assembleia Geral para discutir e aprovar a reforma estatutária. É dever de todos os Associados; é dever de todos os endoscopistas; é nosso dever.

Glaciomar Machado
Presidente"

Para que este "novo estatuto" fosse aprovado e implantado, era necessário analisá-lo com os associados da SOBED, reunidos em Assembleia Geral. Porém, tínhamos um grande desafio a vencer: os estatutos vigentes exigiam em seu **Artigo 24º: É da competência da Assembleia Geral (...) 4 – Sugerir e aprovar reformas dos Estatutos da SOBED, desde que seja decidida por 2/3 (dois terços) dos membros Titulares;"** (ver Fig. 5-1).

A oportunidade nos era apresentada naquele momento: teríamos um Seminário Brasileiro de Endoscopia Digestiva, a ser realizado em Campinas, em ambiente ocupado exclusivamente por nós, endoscopistas, diferentemente dos congressos brasileiros, onde a audiência incluía também gastroenterologistas, cirurgiões e hepatologistas. A decisão foi tomada pela Diretoria, com o apoio total de Flávio Quilici. Assim, em tempo hábil, foi publicado na mesma edição da revista (*Rev Bras Endosc Dig* 1973;7(2):19 – Fig. 6-1) e enviado em separado para todos os MEMBROS TITULARES, por meio de carta com recibo AR (Fig. 6-2), o seguinte Aviso de Convocação:

AVISO DE CONVOCAÇÃO

ASSEMBLÉIA GERAL EXTRAORDINÁRIA

SOCIEDADE BRASILEIRA DE ENDOSCOPIA DIGESTIVA (SOBED)

Ficam convocados, por este Aviso, os Srs. MEMBROS TITULARES da SOBED, para comparecerem e participarem da Assembléia Geral Extraordinária da Sociedade, que se realizará, em regime de primeira convocação (artigo 18 do Estatuto), às 8:00 horas do dia 20 de outubro de 1983, na sala interna do Teatro do Centro de Convivência, Rua Gal. Osório, s/n.º, Campinas – Estado de São Paulo, e, caso não tenha sido alcançado o número de associados mínimo estatutário naquela primeira convocação (artigos 18 e 21 do Estatuto), ficam os mesmos Srs. MEMBROS TITULARES da SOBED convocados para comparecerem e participarem da Assembléia Geral Extraordinária da Sociedade, que se realizará, em regime de segunda convocação (portanto, com a presença de qualquer número de sócios – art. 18), às 9:00 horas do dia 22/10/83, no Anfiteatro Gabriel Porto, Faculdade de Ciências Médicas da UNICAMP, à Rua Benjamin Constant n.º 1657, Campinas, Estado de São Paulo.

Tanto para a Assembléia Geral Extraordinária, a ser realizada em regime de primeira convocação, como, caso esta não se efetive por falta de "quorum" estatutário (artigos 18 e 21 do Estatuto), como para a Assembléia Geral Extraordinária, a ser realizada em regime de segunda convocação, o temário é um único e sua discriminação, por itens, é a seguinte:

a) examinar e votar projeto de reforma do atual estatuto da SOBED;
b) assuntos gerais de interesse da Sociedade.

O presente AVISO será publicado na Revista Brasileira de Endoscopia Digestiva e deverá ser enviado a cada um dos Membros Titulares da SOBED através de carta com recibo AR.

Rio de Janeiro, 20 de agosto de 1983.

Prof. Dr. Med. Glaciomar Machado
Presidente

Dr. Luiz Artur G. Juruena de Mattos
Secretário Geral

Fig. 6-1. Aviso de Convocação para a Assembleia Geral, a ser realizada em Campinas, em 20 de outubro de 1983 (*Rev Bras Endosc Dig* 1973;7(2):19).

SOBED **SOCIEDADE BRASILEIRA DE ENDOSCOPIA DIGESTIVA**
FILIADA À ASSOCIAÇÃO MÉDICA BRASILEIRA

AMB

ENDEREÇO
Avenida Atlântica, 3.772
Andar 9º – 22.070
Rio de Janeiro - Brasil

DIRETORIA EXECUTIVA

PRESIDENTE
Glaciomar Machado

VICE PRESIDENTE
Angelita Habr Gama

SECRETÁRIO
Luiz Artur G. Jurvena de Mattos

TESOUREIRO
Alexandre Abrão Neto

PRESIDENTE ELEITO
Fernando Cordeiro

Boehringer Ingelheim

SOBED- /83

AVISO DE CONVOCAÇÃO
DA ASSEMBLÉIA GERAL EXTRAORDINÁRIA
DA SOCIEDADE BRASILEIRA DE ENDOSCOPIA DIGESTIVA
(SOBED)

Ficam convocados, por este Aviso, os Srs. MEMBROS TITULARES da SOBED, para comparecerem e participarem da Assembléia Geral Extraordinária da Sociedade, que se realizará, em regime de primeira convocação (artigo 18 do Estatuto), às 8:00 horas do dia 20 de outubro de 1983, na sala interna do Teatro do Centro de Convivência, Rua Gal.Osório,S/N, Campinas, Estado de São Paulo, e, caso não tenha sido alcançado o número de associados mínimo estatutário naquela primeira convocação, (artigo 18 e artigo 21 do Estatuto), ficam os mesmos Srs.MEMBROS TITULARES da SOBED convocados para comparecerem e participarem da Assembléia Geral Extraordinária da Sociedade, que se realizará, em regime de segunda convocação (portanto,com a presença de qualquer número de sócios-art.18), às 9:00 horas do dia 22.10.83 no Anfiteatro Gabriel Porto, Faculdade de Ciências Médicas da UNICAMP, à Rua Benjamim Constant nº 1657, Campinas,Estado de SP.

Tanto para a Assembléia Geral Extraordinária, a ser realizada em regime de primeira convocação, como, caso esta não se efetive por falta de "quorum" estatutário(artigo 18 e artigo 21 do Estatuto) para a Assembléia Geral Extraordinária, a ser realizada em regime de segunda convocação, o temário é um único e sua discriminação , por ítens, é a seguinte:

a) examinar e votar projeto de reforma do atual estatuto da SOBED.
b) assuntos gerais de interesse da Sociedade.

O presente Aviso será publicado na Revista Brasileira de Endoscopia Digestiva e deverá ser enviado a cada um dos Membros Titulares da SOBED através de carta com recibo AR.

Rio de Janeiro, 20 de agosto de 1983.

Prof.Dr.Med. GLACIOMAR MACHADO
- PRESIDENTE -

Dr.LUIZ ARTUR G. JURUENA DE MATOS
- SECRETÁRIO GERAL -

Fig. 6-2. Mesmo Aviso de Convocação para a Assembleia Geral, a ser realizada em Campinas, em 20 de outubro de 1983, enviado a todos os Membros Titulares por meio de carta com recibo AR.

A intensa e repetida propaganda do seminário surtiu efeito e o "quórum", quase impossível de ser atingido, foi alcançado com sobras.

O Dr. Paixão compareceu à assembleia, não somente para apresentar o anteprojeto, mas também para dirimir dúvidas. Todos os artigos foram discutidos à exaustão sem que houvesse limitação de tempo.

Aprovadas a modificações sugeridas, para que o anteprojeto fosse colocado em prática, era necessária a aprovação desse estatuto modificado, em nova Assembleia Geral, programada para o próximo Congresso Brasileiro de Endoscopia Digestiva a ser realizado em Belo Horizonte, em 1984.

Este estatuto, transcrito abaixo em sua íntegra, foi definitivamente aprovado naquele congresso, entrando imediatamente em vigor (Fig. 6-3).

Evidentemente, o tempo não parou e aquele estatuto vem sofrendo as modificações que se tornaram necessárias no decorrer dos anos, mas continua sendo a base de nosso estatuto atual.

ESTATUTO DA SOCIEDADE BRASILEIRA DE ENDOSCOPIA DIGESTIVA

APROVADO EM ASSEMBLÉIA GERAL, EM 29 DE AGOSTO DE 1984, BELO HORIZONTE, MG

ÍNDICE

DISPOSIÇÃO PRELIMINAR

Art. 1.º – Este Estatuto, ato maior e essencial à fundação e instituição da Sociedade Brasileira de Endoscopia Digestiva, regula, em decorrência e em rigorosa obediência às leis aplicáveis à espécie, os direitos e obrigações da entidade para com os seus associados e destes para com ela.

CAPÍTULO I

DA FUNDAÇÃO E INSTITUIÇÃO

Art. 2.º – A Sociedade Brasileira de Endoscopia Digestiva, cuja sigla é SOBED, e C.G.C. n.º 89863765/0001-69, fundada em 25 de julho de 1975, na cidade de Curitiba, Paraná, é uma sociedade civil sem finalidades lucrativas, com personalidade jurídica própria, que congrega médicos profissionais em endoscopia digestiva, inscritos no Conselho Regional de Medicina na conformidade das leis pertinentes.

§ 1.º – A sede e foro da SOBED localizar-se-ão sempre na cidade que for domicílio de seu Presidente devidamente eleito, empossado e em pleno exercício do mandato.

§ 2.º – Em razão da periódica mutabilidade de seu foro e sede, a SOBED, como primeiro ato de seu Presidente eleito, providenciará a efetivação dos assentos legais esclarecedores de sua nova base física e jurídica.

Art. 3.º – São finalidades da SOBED.

a) promover o desenvolvimento da endoscopia do sistema digestivo, tanto na sua conceituação de problemática de pesquisa como na de prestadora de serviços à saúde;

b) estabelecer normas para o treinamento na especialidade;

c) coordenar toda a atividade científica nacional relacionada com a especialidade, zelando pelo seu alto padrão técnico e moral;

d) promover e organizar congressos e seminários nacionais, bem como jornadas médicas e cursos de atualização;

e) conceder, nos termos das leis aplicáveis à espécie, Título de Especialista em Endoscopia Digestiva;

f) representar a classe dos médicos endoscopistas do sistema digestivo perante os poderes constituídos e o povo em geral, assim como perante as entidades congêneres nacionais e internacionais;

g) defender os interesses de seus associados em assuntos relativos ao exercício da especialidade, coletiva ou individualmente;

h) manter seus associados informados sobre as atividades da entidade, bem como sobre os progressos científicos da especialidade, através de publicações periódicas.

Art. 4.º – A SOBED é uma entidade autônoma, não dependente de nenhuma outra associação nacional ou internacional, mantendo, todavia, vínculos científicos e intercâmbio cultural com outras sociedades congêneres e afins.

Fig. 6-3. Estatuto aprovado em Assembleia Geral realizada em Belo Horizonte em 1984. *(Continua)*

Art. 5.º – O prazo de duração da SOBED é indeterminado.

§ 1.º – A SOBED somente poderá ser extinta por deliberação tomada por, no mínimo, 2/3 (dois terços) de seus associados com direito a voto, presentes em Assembléia Geral Extraordinária, especialmente convocada para tal fim.

§ 2.º – Extinta a SOBED, o seu remanescente acervo de bens e valores, se houver, será destinado, na conformidade da lei, à instituição nacional congênere.

CAPÍTULO II

DO SISTEMA OPERACIONAL

Art. 6.º – A atuação e competência da SOBED alcançam âmbito nacional e poderão ser exercidos diretamente e/ou através de órgãos denominados Capítulos, Subcapítulos e Representantes.

Parágrafo único – O Capítulo, o Subcapítulo e o Representante formam, destarte, o sistema operacional da SOBED.

Art. 7.º – Denominam-se Capítulos os órgãos da SOBED que, um em cada Estado, Território e Distrito Federal, exercerão, dentro desses limites espaciais, a jurisdição e a competência que lhes for atribuída.

§ 1.º – Os Capítulos serão criados pela Diretoria da SOBED desde que solicitados pelo menos por 5 (cinco) sócios Titulares da entidade, que tenham o seu domicílio e exerçam a sua profissão de médico endoscopista do sistema digestivo dentro dos limites do Estado, Território ou Distrito Federal.

§ 2.º – Embora sejam tão somente sócios Titulares da SOBED, com todos os seus normais direitos e obrigações, os médicos endoscopistas definidos no parágrafo imediatamente anterior, configurarão, apenas eles, o corpo eleitoral e administrativo próprio de cada Capítulo.

Art. 8.º – Denominam-se Subcapítulos os órgãos da SOBED que, um em cada micro-região de Estado, Território e Distrito Federal, exercerão, dentro desses limites espaciais, a jurisdição e competência mesmas atribuídas aos Capítulos.

§ 1.º – Os Subcapítulos serão criados pela Diretoria da SOBED desde que solicitados pelo menos por 3 (três) sócios Titulares da entidade, que tenham o seu domicílio e exerçam a sua profissão de médico endoscopista do sistema digestivo dentro dos limites de definida micro-região do Estado, Território ou Distrito Federal.

§ 2.º – Embora sejam tão somente sócios Titulares da SOBED, com todos os seus normais direitos e obrigações, os médicos endoscopistas definidos no parágrafo imediatamente anterior, configurarão, apenas eles, o corpo eleitoral e administrativo próprio de cada Subcapítulo.

Art. 9.º – A SOBED, através de seu Presidente, poderá credenciar médico endoscopista do sistema digestivo, sócio Titular da entidade, como seu Representante nos Estados, Territórios e Distrito Federal, onde não existam Capítulos.

Parágrafo único – O conteúdo e limites dessa representação serão definidos no próprio ato consubstanciador da referida representação.

Art. 10 – Os Capítulos e Subcapítulos não têm personalidade jurídica própria e autônoma, regendo-se sempre pelo estatuto e demais diplomas legais da SOBED.

Art. 11 – A administração dos Capítulos será exercida por uma Diretoria composta de Presidente, Secretário e Tesoureiro, sendo o Presidente eleito dentre o específico corpo eleitoral do Capítulo e os dois outros, Secretário e Tesoureiro, escolhidos pelo Presidente.

Parágrafo único – O prazo do mandato da Diretoria dos Capítulos será de dois anos e a eleição do Presidente ocorrerá dentro dos 3 (três) meses que antecederem a eleição da Diretoria da SOBED.

Art. 12 – Os Subcapítulos decidirão, por si mesmos, a sua forma de administração, devendo sempre ser escolhido um Presidente, que se constituirá no responsável pelo órgão perante o Capítulo do qual for dependente.

Art. 13 – Os Presidentes de Capítulos ou de Subcapítulos não poderão ser eleitos ou escolhidos para mais de duas gestões sucessivas.

Art. 14 – Os Presidentes de Capítulos serão automaticamente integrantes do Conselho Deliberativo da SOBED, independente de outras funções que eventualmente exerçam junto à Diretoria da entidade.

Art. 15 – A fim de evitar conflito de jurisdição e competência, a SOBED, ao criar o Subcapítulo, definirá a micro-região que constitui a sua base territorial e a sua vinculação indireta, através do Capítulo, à entidade.
através do Capítulo), à entidade.

Art. 16 – Compete aos Capítulos e Subcapítulos da SOBED:

a) cumprir rigorosamente o disposto neste estatuto e nos demais diplomas legais da entidade;

b) promover reuniões e jornadas médicas dentro de seus limites territoriais;

c) estimular o desenvolvimento da endoscopia digestiva na região;

d) promover seminários, após submeter o programa à consideração da Diretoria da entidade e, dela, obter aprovação;

e) indicar novos sócios para a entidade;

f) coordenar esforços no sentido de serem criados cursos de pós-graduação em serviços da especialidade;

g) colaborar na realização de congressos e seminários patrocinados pela entidade;

h) defender os interesses dos médicos endoscopistas do sistema digestivo, quer tenham eles configuração individual ou coletiva;

Fig. 6-3. *(Continuação)*

i) indicar, em todos os seus impressos e documentos, a sua condição de órgão da entidade;

j) encaminhar à entidade, até o dia 30 de abril de cada ano, relatório detalhado das atividades no ano anterior e sua planificação para o ano em curso, bem como a relação completa dos sócios componentes do quadro setorial, indicando a situação de cada um deles em face dos compromissos financeiros para com a entidade;

l) informar, à entidade, sobre situações que pareçam exigir a aplicação de medidas punitivas a médicos endoscopistas do sistema digestivo;

m) exigir dos sócios da entidade componentes de seu quadro setorial sejam, também, associados da Associação Médica do Estado, Território ou Distrito Federal.

CAPÍTULO III
DOS SÓCIOS

SEÇÃO I
DAS CATEGORIAS DOS SÓCIOS

Art. 17 — Os sócios da SOBED distribuem-se pelas seguintes categorias:

a) Fundador
b) Titular
c) Aspirante
d) Colaborador
e) Correspondente
f) Honorário
g) Benemérito.

Art. 18 — São sócios Fundadores da SOBED os signatários das Atas de Fundação de Curitiba e de Salvador, e os que efetivamente participarem da fundação de Capítulos.

§ 1.º — Serão considerados sócios Fundadores, por força de sua participação na criação de Capítulos, aqueles que a Diretoria da SOBED, no ato da criação dos citados órgãos, os credenciarem como tal.

§ 2.º — A condição de Fundador poderá ser exercida isolada ou conjuntamente com a de Titular ou a de Aspirante.

Art. 19 — São sócios Titulares aqueles que forem aceitos no quadro social da SOBED, por satisfazerem todas e cada uma das seguintes condições:

a) ser médico filiado à Associação Médica de seu Estado, Território ou Distrito Federal e estar regularmente inscrito no Conselho Regional de Medicina;

b) possuir "curriculum vitae" examinado e julgado bastante e suficiente pela Comissão de Admissão e Sindicância;

c) comprovar que exerce a endoscopia digestiva há pelo menos 5 (cinco) anos;

d) haver apresentado, de sua autoria, trabalho científico em congresso ou seminário nacional da SOBED;

e) haver publicado em revista científica trabalho de sua autoria, sobre tema da especialidade;

f) possuir Título de Especialista em Endoscopia Digestiva.

§ 1.º — O sócio Titular da SOBED terá direito a um certificado comprovador de sua condição, a ser emitido pela Diretoria da entidade.

§ 2.º — O médico endoscopista do sistema digestivo poderá pleitear quantas vezes o desejar, caso não tenha sido aprovado a sua admissão em oportunidades anteriores, o seu ingresso na categoria de sócio Titular.

Art. 20 — São sócios Aspirantes aqueles que forem aceitos no quadro social da SOBED, por satisfazerem todas e cada uma das seguintes condições:

a) ser médico filiado à Associação Médica de seu Estado, Território ou Distrito Federal e estar regularmente inscrito no Conselho Regional de Medicina;

b) estar atuando ou exercendo atividade ligada à endoscopia digestiva;

c) obter aprovação, pela Comissão de Admissão e Sindicância, de seu pedido de admissão, devidamente encaminhado pela diretoria do capítulo correspondente.

Parágrafo único — Aplica-se, ainda, à admissão para sócio Aspirante, a mesma regra estabelecida no § 2.º Artigo 19 deste estatuto.

Art. 21 — Serão sócios Colaboradores os cidadãos de reconhecida idoneidade moral e profissional que, tendo empreendido atividades de interesse da endoscopia digestiva, forem, por esta razão, agraciados com aquela condição, pelo Conselho Superior da SOBED.

Art. 22 — Serão sócios Correspondentes os médicos, estrangeiros ou brasileiros residentes fora do País, de reconhecida idoneidade moral e profissional, que, tendo prestado relevante colaboração à SOBED, seja, para tal condição, indicados pela Diretoria e aprovados pelo Conselho Superior da SOBED.

Art. 23 — Serão sócios Honorários os médicos, brasileiros ou estrangeiros, de notória competência, que tenham prestado notáveis contribuições à endoscopia digestiva e que, para tal condição, tenham sido propostos pela Diretoria e aprovados pelo Conselho Superior da SOBED.

Art. 24 — Serão sócios Beneméritos os cidadãos de reconhecida idoneidade moral que hajam contribuído de maneira relevante para o desenvolvimento da SOBED e que, por isso mesmo, tenham sido agraciados com aquela condição, pelo Conselho Superior da SOBED.

SEÇÃO II
DOS DIREITOS E DEVERES DOS SÓCIOS

Art. 25 — São direitos do sócio Titular da SOBED:

a) votar e ser votado;

b) convocar, nos termos do artigo 34 deste Estatuto, assembléias gerais;

Fig. 6-3. *(Continuação)*

c) demitir-se da condição de sócio da entidade, mediante comunicação escrita;

d) usar a nominação de sócio Titular da SOBED;

e) tomar parte nos trabalhos regulares da entidade;

f) receber as publicações feitas pela entidade;

g) recorrer, a quem de direito, das decisões da entidade que lhes parecerem desconformes com a legislação vigente.

Art. 26 – São direitos do sócio Aspirante da SOBED:

a) os constantes das letras "b", "c", "e", "f", "g" do artigo imediatamente anterior;

b) usar a nominação de sócio Aspirante da SOBED.

Art. 27 – Os sócios Colaborador, Correspondente, Honorário e Benemérito não têm direitos face à SOBED, a não ser o de usar a nominação de sócio com que foram agraciados.

Parágrafo único – A participação desses citados sócios nos trabalhos da entidade dar-se-á sempre por convite expresso ou tácito dos poderes da SOBED.

Art. 28 – A condição de sócio Fundador, se não é cumulativa com outra a que são conferidos direitos específicos, não confere qualificação profissional e nem atribui ao seu possuidor direitos perante a SOBED, ressalvado o uso da nominação.

Art. 29 – São deveres dos sócios Titulares e Aspirantes da SOBED:

a) respeitar e fazer com que sejam respeitados o Estatuto, demais diplomas legais da entidade e, também, os seus Poderes constituídos;

b) comparecer regularmente às sessões ordinárias ou extraordinárias da entidade, devendo, para que não sejam considerados faltosos, justificar antecipadamente a sua impossibilidade de comparecimento;

c) desempenhar os cargos ou funções para os quais forem eleitos ou designados, só podendo isentar-se desta obrigação por motivo devidamente justificado e aceito por quem de direito;

d) fazer comunicações de natureza científica e concorrer para o progresso da sociedade;

e) saldar pontualmente suas obrigações pecuniárias para com a entidade.

Parágrafo único – O direito de votar e ser votado é, também e inseparavelmente, um dever e o seu exercício é conferido exclusivamente ao sócio Titular.

CAPÍTULO IV
DA ADMINISTRAÇÃO

Art. 30 – A administração da SOBED processa-se através dos seguintes órgãos:

a) Assembléia Geral dos sócios;

b) Conselho Deliberativo;

c) Diretoria;

d) Comissões Permanentes e Provisórias.

SEÇÃO I
DA ASSEMBLÉIA GERAL

Art. 31 – A Assembléia Geral é constituída pelos sócios da SOBED, os quais, na conformidade dos direitos e deveres que são especificamente atribuídos às várias categorias sociais, participarão da referida Assembléia e, nela, atuarão com ou sem direito a voto.

Art. 32 – A Assembléia Geral da SOBED constitui-se em órgão máximo da entidade, com poderes para julgar, resolver e decidir sobre todos os assuntos, questões e atos da entidade ou de seus associados, competindo-lhe, ainda, dar solução a omissões deste estatuto.

Art. 33 – A Assembléia Geral reunir-se-á, ordinariamente, uma vez por ano, em dia dentre aqueles em que se realizam os Congressos e Seminários Nacionais da SOBED.

Art. 34 – A Assembléia Geral poderá reunir-se extraordinariamente a qualquer tempo, desde que convocada pela maioria dos associados da SOBED ou pela Diretoria, através do Presidente.

Art. 35 – A convocação da Assembléia Geral, ordinária ou extraordinária, será feita através de carta, com recibo AR, dirigida aos sócios Titulares da SOBED, carta esta em que necessariamente deverão constar data e local da Assembléia e seu temário devidamente especificado.

§ 1.º – A referida carta-convocação deverá ser postada nos correios até 30 (trinta) dias antes da data da realização da Assembléia, salvo quando necessário ou conveniente, e for declarada, por iniciativa de seu Presidente, em sessão permanente. Nesse caso, o seu transcurso não ficará limitado ao dia para o qual foi convocada, podendo estender-se pelo dia ou dias imediatamente subseqüentes.

§ 2.º – Do temário do congresso ou seminário, durante o qual deverá efetivar-se a Assembléia Geral, deverão constar explícitas referências ao evento Assembléia Geral.

Art. 36 – A competência para convocar Assembléia Geral ordinária é a mesma definida no Artigo 34.

Art. 37 – A Assembléia Geral deverá dar início aos seus trabalhos desde que apresente um mínimo de 10 (dez) sócios da SOBED; suas deliberações, porém, só terão validade impositiva desde que apuradas em colégio eleitoral que apresente um mínimo de 20% (vinte por cento) do total do número de sócios Titulares ou um outro número mínimo explicitamente exigido, neste estatuto, para caso determinado.

Art. 38 – Na Assembléia Geral, quer ordinária quer extraordinária, só terão direito a voto os sócios Titulares da SOBED, quites com suas obrigações sociais.

Art. 39 – Não se admite, em Assembléia Geral ordinária ou extraordinária, voto por procuração.

Fig. 6-3. *(Continuação)*

Art. 40 — No início dos trabalhos de Assembléia Geral serão escolhidos, por votação entre os presentes, o Presidente, o Secretário e os escrutinadores.

Art. 41 — São de competência exclusiva dos sócios da SOBED, quando em Assembléia Geral:

a) eleger e empossar, de dois em dois anos, o Presidente da entidade;

b) confirmar nos cargos e dar posse aos demais componentes da Diretoria, escolhidos pelo Presidente;

c) sugerir, discutir e votar reforma do estatuto da SOBED, sendo necessário a fim de que tais deliberações se tornem definitivamente válidas, sejam elas tomadas por 2/3 (dois/terços) dos sócios Titulares presentes;

d) julgar e decidir, em final instância, a respeito de petições e/ou recursos interpostos por sócios da SOBED;

e) marcar data e local em que deverão se realizar os seminários e congressos;

f) deliberar, em final instância e nos limites estatutários, sobre todas as questões que lhes venham a ser submetidas.

Art. 42 — A Assembléia Geral, quando necessário ou conveniente, poderá declarar-se, por iniciativa de seu Presidente, em sessão permanente, caso em que o seu transcurso não ficará limitado ao dia para o qual foi convocada, podendo estender-se pelo dia ou dias imediatamente subseqüentes.

Art. 43 — A votação, em Assembléia Geral, poderá ser procedida por:

a) aclamação

b) voto nominal

c) voto secreto

Parágrafo único — A questão regimental sobre a forma da votação será sempre decidida, em caráter irrecorrível, pelo Presidente da Assembléia Geral, ficando estabelecido que a votação para eleição do Presidente da SOBED e para decisão de recursos interpostos por sócios Titulares, em processo punitivo, será por voto secreto.

Art. 44 — De cada uma das Assembléias Gerais será lavrada, em livro próprio, pelo Secretário da reunião, ata circunstanciada, a qual, depois de lida, deverá ser submetida à consideração dos presentes, tornando-se, uma vez aprovada, inquestionável a sua fidelidade ao acontecido.

SECÃO II

DO CONSELHO DELIBERATIVO

Art. 45 — O Conselho Deliberativo será constituído pela Diretoria da SOBED, por seus ex-Presidentes e pelos Presidentes dos Capítulos.

Art. 46 — O Conselho Deliberativo é o órgão a que deve recorrer a Diretoria da SOBED quando perplexa face a problemas da entidade, constituindo-se, por isso mesmo, em órgão auxiliar e aconselhadar daquela citada Diretoria.

Art. 47 — O Conselho Deliberativo reunir-se-á, ordinariamente, por ocasião e no local mesmo dos Congressos e Seminários Nacionais, independente de convocação prévia, devendo a reunião constar de pauta dos trabalhos dos referidos congressos e seminários.

Art. 48 — Para que se reúna extraordinariamente, o Conselho Deliberativo deverá ser convocado previamente, através de aviso pessoal, por escrito, ao qual cada um dos integrantes do mesmo Conselho dará o seu "ciente".

Parágrafo único — Este aviso-convocação deverá ser assinado pela maioria dos integrantes do Conselho Deliberativo, ou pelo Presidente da SOBED, ou, ainda, pela maioria dos sócios da SOBED, estes últimos com direito a voto.

Art. 49 — Em cada reunião ordinária, o Conselho Deliberativo terá a incumbência de:

a) votar o orçamento da SOBED;

b) examinar o relatório das atividades científicas e administrativas da entidade que deverá incluir os Capítulos e Subcapítulos;

c) eleger 03 (três) de seus membros que constituirão uma Comissão Fiscal;

d) proceder a tomada de contas da Diretoria da entidade por esta Comissão Fiscal;

e) aprovar os sócios das categorias referidas nos Art. 21 a 24 do estatuto;

f) apreciar e julgar, em segunda instância, recursos de associados da SOBED que tenham sido punidos em processo conduzido pela Comissão de Admissão e Sindicância;

g) tratar dos assuntos constantes da ordem do dia das reuniões e dos que forem nelas levantados;

h) escolher, na forma estabelecida neste estatuto, o Conferencista Nacional dos Congressos e Seminários da SOBED.

Parágrafo único — Caso o Conselho Deliberativo faça qualquer observação quanto aos relatórios das atividades científicas e administrativas da entidade, esta deverá ser acatada e seguida pela Diretoria da SOBED

Art. 50 — As reuniões do Conselho Deliberativo serão dirigidas pelo Presidente da SOBED e por um secretário escolhido por aquele, dentre os componentes do órgão.

Parágrafo único — Das reuniões do Conselho Deliberativo serão lavradas, em livro próprio, atas circunstanciadas.

SEÇÃO III

DA DIRETORIA

Art. 51 — A Diretoria da SOBED será composta por Presidente, Vice-Presidente, Secretário e Tesoureiro.

§ 1.º — O Presidente será eleito em Assembléia Geral e os demais membros da Diretoria serão por ele escolhidos e confirmados nos respectivos cargos pela Assembléia Geral.

Fig. 6-3. *(Continuação)*

§ 2.º – O mandato da Diretoria da SOBED tem a duração de 2 (dois) anos.

Art. 52 – Não é permitida a reeleição, para período consecutivo, do Presidente da SOBED.

Art. 53 – O Presidente da SOBED será substituído, em seus impedimentos não superiores a 60 (sessenta) dias, pelo Vice-Presidente ou, na impossibilidade deste, sucessivamente pelo Secretário e Tesoureiro.

Art. 54 – Caso ocorra impedimento superior a 60 (sessenta) dias, por parte do Presidente, o seu cargo será considerado vago, quando, então, deverá ser imediatamente convocada Assembléia Geral extraordinária para eleição de novo ocupante do cargo.

§ 1.º – O novo Presidente eleito completará o prazo de mandato daquele a que substitui.

§ 2.º – A Assembléia Geral extraordinária, especialmente convocada para o fim deste artigo, deverá obedecer, tanto em sua convocação quanto em sua realização, o disposto neste estatuto.

Art. 55 – Ao Presidente da SOBED é atribuído o poder de remanejar a sua Diretoria e de, caso ocorra o afastamento definitivo de algum de seus componentes, escolher o substituto.

Art. 56 – Compete ao Presidente da SOBED:

a) representar a entidade, em juízo ou fora dele, ativa ou passivamente;

b) cumprir e fazer com que sejam rigorosamente cumpridas as disposições deste estatuto e as dos demais diplomas legais da entidade;

c) presidir as reuniões da Diretoria, dos Conselhos Superior e Deliberativo e participar das Assembléias Gerais;

d) tomar todas as providências de ordem administrativa;

e) prestar contas de sua gestão, ao final dela, ao Conselho Superior;

f) decidir, à base do parecer final da Comissão de Admissão e Sindicância, sobre pedido de ingresso no quadro social da SOBED.

Art. 57 – Compete ao Vice-Presidente da SOBED:

a) substituir o Presidente em seus impedimentos, na forma deste estatuto;

b) desempenhar-se das funções que lhe forem atri- pelo Presidente.

Art. 58 – Compete ao Secretário da SOBED:

a) substituir o Vice-Presidente em seus impedimentos, na forma deste estatuto;

b) registrar, em livro próprio, as atas das reuniões da Diretoria;

c) encarregar-se da correspondência da entidade, de comum acordo com o Presidente;

d) dirigir e responsabilizar-se pelos serviços de secretaria da entidade.

Art. 59 – Compete ao Tesoureiro da SOBED:

a) substituir o Secretário em seus impedimentos, na forma deste estatuto;

b) dirigir e responsabilizar-se pelos serviços da tesouraria da entidade e pela guarda dos valores;

c) dirigir os serviços de cobrança e recebimento das contribuições dos associados da SOBED;

d) pagar as despesas autorizadas pelo Presidente, assinando, em conjunto com este, os cheques e outros documentos representativos de valores pecuniários;

e) apresentar, ao Presidente, o relatório da Tesouraria, o qual instruirá o relatório da Diretoria.

SEÇÃO IV

DAS COMISSÕES

Art. 60 – As Comissões serão Permanentes e Provisórias.

§ 1.º – São Comissões Permanentes:

a) Comissão Eleitoral e de Estatuto;

b) Comissão de Admissão e Sindicância;

c) Comissão Científica;

d) Comissão Editoral;

e) Comissão de Ética e Defesa Profissional;

f) Comissão de Centros de Treinamento;

g) Comissão de Título de Especialista;

h) Comissão de Finanças.

§ 2.º – Comissões Provisórias serão aquelas cuja criação vier a impor-se em razão de fatos ou circunstâncias emergentes e sua duração limitar-se-á ao esgotamento do tema ou solução do caso em virtude dos quais se originarem.

§ 3.º – As Comissões serão compostas por três sócios Titulares da SOBED, exceção para a Comissão de Centros de Treinamento e a Comissão de Título de Especialista, as quais serão compostas por 04 (quatro) membros cada uma.

§ 4.º – A nomeação dos integrantes das Comissões é de competência exclusiva da Diretoria da SOBED.

Art. 61 – Compete à Comissão Eleitoral e de Estatuto:

a) estudar e dar parecer sobre toda a matéria pertinente ao estatuto da SOBED, especialmente sobre as propostas de reforma estatutária;

b) regulamentar o processo eleitoral e supervisionar a realização dos pleitos, zelando pela sua rigorosa observância aos dispositivos estatutários e legais.

Art. 62 – Compete à Comissão de Admissão e Sindicância:

a) apreciar e emitir parecer sobre pedidos de admissão ao quadro social da SOBED;

b) instaurar, instruir e decidir, em primeira instância, processos relativos a questões que versem sobre possíveis infrações ao disposto neste Estatuto, nos demais diplomas legais da entidade e no Código de Ética Médica;

c) desincumbir-se de missões que, sem serem pro-

Fig. 6-3. *(Continuação)*

priamente de admissão ou de infringência a dispositivos legais, tratem de assuntos correlatos a estes.

Art. 63 — Compete à Comissão Científica:

a) estudar e emitir sua opinião sobre procedimentos da endoscopia do sistema digestivo, tanto quanto aos em uso como em relação a possíveis inovações;

b) organizar cursos, pesquisas e inquéritos científicos da especialidade;

c) sugerir o temário dos congressos e seminários da SOBED.

Art. 64 — Compete à Comissão Editorial encarregar-se das publicações da SOBED, tanto quanto ao seu conteúdo como quanto à sua confecção final e ao seu envio aos associados da entidade.

Art. 65 — Compete à Comissão de Ética e Defesa Profissional:

a) estudar permanentemente o Código de Ética Médica, atentando particularmente para a sua contínua adequação às novas realidades;

b) vigiar o cumprimento das disposições do Código de Ética Médica, pelos médicos endoscopistas do sistema digestivo;

c) estudar as questões relativas à defesa dos interesses profissionais dos médicos endoscopistas do sistema digestivo, instruindo-os e assessorando-os, se for o caso, nas suas pendências em juízo ou fora dele.

Art. 66 — Compete à Comissão de Centros de Treinamento examinar os Centros de Treinamento de médicos endoscopistas do sistema digestivo, credenciando-os ou não, à base de revisões periódicas dos cursos ministrados nos referidos Centros.

Art. 67 — Compete à Comissão de Título de Especialista:

a) normatizar, dentro da competência que lhe for outorgada pelas leis vigentes, a concessão do Título de Especialista em Endoscopia Digestiva;

b) opinar pela concessão, ou não, de Título de Especialista em Endoscopia do Sistema Digestivo, na conformidade das leis pertinentes à espécie e das suas normas próprias.

Art. 68 — Compete à Comissão de Finanças:

a) examinar e dar parecer sobre as contas da Diretoria, antes que estas sejam sujeitas ao exame do Conselho Superior, através da Comissão Fiscal;

b) examinar e dar parecer, quando solicitada, sobre assunto que envolva interesse financeiro da SOBED.

Art. 69 — As Comissões deverão confeccionar o seu particular regimento interno, no qual deverão ficar definidos, entre outros aspectos, a forma pela qual elas serão dirigidas e como se processará a sua atuação.

CAPÍTULO V

DO PATRIMÔNIO

Art. 70 — O patrimônio da SOBED constará de:

a) bens móveis e imóveis que vier a adquirir;

b) anuidade de seus sócios;

c) doações e legados que porventura lhe sejam feitos;

d) rendas eventuais.

Parágrafo único — A Diretoria da SOBED fixará valor das anuidades e a forma pela qual elas deverão ser encaminhadas aos cofres da entidade, pelos sócios diretamente ou através dos Capítulos ou Subcapítulos.

Art. 71 — A alienação dos bens imóveis da SOBED só é permitida mediante prévia aprovação em Assembléia Geral por 2/3 (dois/terços) dos membros Titulares a ela presentes.

CAPÍTULO VI

DOS CONGRESSOS, SEMINÁRIOS E REUNIÕES

Art. 72 — A SOBED, como uma de suas missões precípuas, promoverá Congressos e Seminários Nacionais, os quais se realizarão em um ano, o Congresso; no ano seguinte, o Seminário e, assim, sucessivamente.

Art. 73 — Com o fim exclusivo de organizar os Congressos e Seminários, a Diretoria da SOBED, na época que julgar oportuna, nomeará o Presidente dos mesmos.

§ 1.º — O Presidente dos Congressos e Seminários Nacionais de Endoscopia Digestiva constituirá uma Comissão Organizadora composta obrigatoriamente de um Secretário e de um Tesoureiro, entre outros membros que julgar necessários.

§ 2.º — Esta Comissão deverá dispor de recursos a ela alocados pela Diretoria da SOBED e deverá, também, fazer com que os Congressos e Seminários gerem recursos.

§ 3.º — O resultado financeiro dos Congressos e Seminários, pagos todas as suas despesas, será dividido em partes iguais entre a SOBED e o Capítulo organizador.

Art. 74 — Os temas básicos dos Congressos e Seminários são escolhidos pela Diretoria e a Comissão Organizadora do evento, consideradas as sugestões da Comissão Científica.

§ 1.º — Em função dos temas escolhidos, os Presidentes dos Capítulos indicarão os nomes dos possíveis conferencistas, relatores e debatedores.

§ 2.º — Os temas e os nomes indicados serão sujeitos à Diretoria da SOBED e à Comissão Organizadora, devendo estes dois órgãos, quanto aos temas, desmembrá-los e subdividi-los, e, quanto aos nomes, escolher, dentre os mesmos, os que figurarão como conferencistas, relatores e debatedores.

Fig. 6-3. *(Continuação)*

Art. 75 – A data e o local dos Congressos e Seminários deverão ser sempre determinados e fixados em Assembléia Geral, pelos sócios Titulares.

Parágrafo único – Os Congressos Nacionais deverão ser realizados, preferentemente, nas mesmas datas e locais que foram marcados para a realização dos Congressos da Federação Brasileira de Gastroenterologia.

Art. 76 – As Comissões Organizadoras dos Congressos e Seminários Nacionais elaborarão regimentos a que estarão subordinados os referidos conclaves.

Art. 77 – O Conferencista Nacional será indicado, em lista tríplice, pela Comissão Organizadora e pela Diretoria da SOBED, e escolhido pelo Conselho Deliberativo.

Art. 78 – Fica instituído o Prêmio Nacional de Endoscopia Digestiva, regido por normas que deverão ser estabelecidas pela Diretoria da SOBED, ouvido o Conselho Deliberativo.

Art. 79 – Fica instituído o Prêmio Nacional de Fotografia Endoscópica, regido por normas que deverão ser estabelecidas pela Diretoria da SOBED, ouvido o Conselho Deliberativo.

Art. 80 – As Jornadas Científicas e Cursos de Atualização, ou outros tipos de reunião científica, poderão ser organizados e realizados em qualquer época, de conformidade com o que for assentado em entendimentos entre a Diretoria dos Capítulos interessados e a Diretoria da SOBED.

CAPÍTULO VII

DO TÍTULO DE ESPECIALISTA

Art. 81 – A SOBED reserva-se o direito de disciplinar, através de normas próprias e daquelas constantes de legislação específica, a concessão de Título de Especialista em Endoscopia Digestiva.

Art. 82 – Tais normas próprias, após serem elaboradas pela Comissão de Título de Especialista, e aprovadas pelo Conselho Deliberativo, deverão ser publicadas em órgão representativo da SOBED.

CAPÍTULO VIII

DAS INFRAÇÕES E PENALIDADES

Art. 83 – Qualquer associado da SOBED é passível de punição por conduta em desacordo com o preceituado neste estatuto, nos diplomas legais da entidade e no Código de Ética Médica.

Art. 84 – As penalidades graduar-se-ão de acordo com a natureza e gravidade da infração, bem como com a existência de antecedentes.

Parágrafo único – As penalidades são as seguintes:

a) advertência sigilosa;

b) censura;

c) suspensão;

d) exclusão.

Art. 85 – O processo de punição será instaurado por decisão da Diretoria da SOBED, ficando, daí para frente, deferido à competência privativa da Comissão de Admissão e Sindicância.

Art. 86 – Será sempre assegurado ao acusado, em qualquer fase processual, o direito de acesso ao processo e de ampla defesa.

Art. 87 – Os recursos contra decisões dadas ao processo poderão ser impostos dentro dos 30 (trinta) dias subseqüentes àquele em que o interessado tiver ciência das mesmas.

Art. 88 – Serão excluídos da SOBED:

1) Os que atentarem contra a existência da Sociedade;

2) Os que desrespeitarem as decisões estatutárias e de órgãos diretivos;

3) Os que recusarem pagar as anuidades estipuladas por dois anos consecutivos.

Parágrafo único – Os processos de exclusão e de readmissão dos inclusos nos itens 1 e 2 deverão ser referendados pelo Conselho Deliberativo.

Art. 89 – A readmissão dos membros que solicitarem desligamento da SOBED e dos incursos no item 3 do Artigo 88, deverá ser pleiteada junto à Diretoria, após saldados seus débitos com a Entidade.

CAPÍTULO IX

DISPOSIÇÕES GERAIS

Art. 90 – Os sócios da SOBED, ainda que no exercício de cargos administrativos, não respondem solidária e ilimitadamente pelos compromissos assumidos pela entidade.

Art. 91 – É vedado à SOBED e a quaisquer de seus órgãos tomar parte em manifestações político-partidárias.

Art. 92 – A SOBED não tem, nem admite ter, preconceitos de raça, cor, religião.

Art. 93 – Os cargos administrativos da SOBED e de seus órgãos não são remunerados.

Parágrafo único – A Diretoria da SOBED poderá contratar profissionais para desempenharem as funções que a existência e o desenvolvimento da entidade impuserem como necessárias.

Art. 94 – O presente estatuto, aprovado em Assembléia Geral realizada em 29 de agosto de 1984, na cidade de Belo Horizonte, entrará em vigor tão logo arquivado no Cartório de Pessoas Jurídicas.

Fig. 6-3. *(Continuação)*

A ADMISSÃO DA SOBED NA AMB COMO ESPECIALIDADE MÉDICA

Já como presidente eleito da SOBED, recebi uma carta de José Meirelles, datada de 28 de março de 1982, contendo informações sobre o andamento das negociações para tornar a nossa sociedade departamento da AMB. Escreve Meirelles em sua carta: "Creio que haverá uma real possibilidade de nos credenciarmos, independentemente da associação com a Peroral (Sociedade Brasileira de Broncoesofagologia). Deixarei este problema para V., que poderá tratá-lo com mais facilidade com o Corrêa Lima. Por enquanto, vou mantendo o diálogo com a Peroral em banho-maria..." (Fig. 6-4).

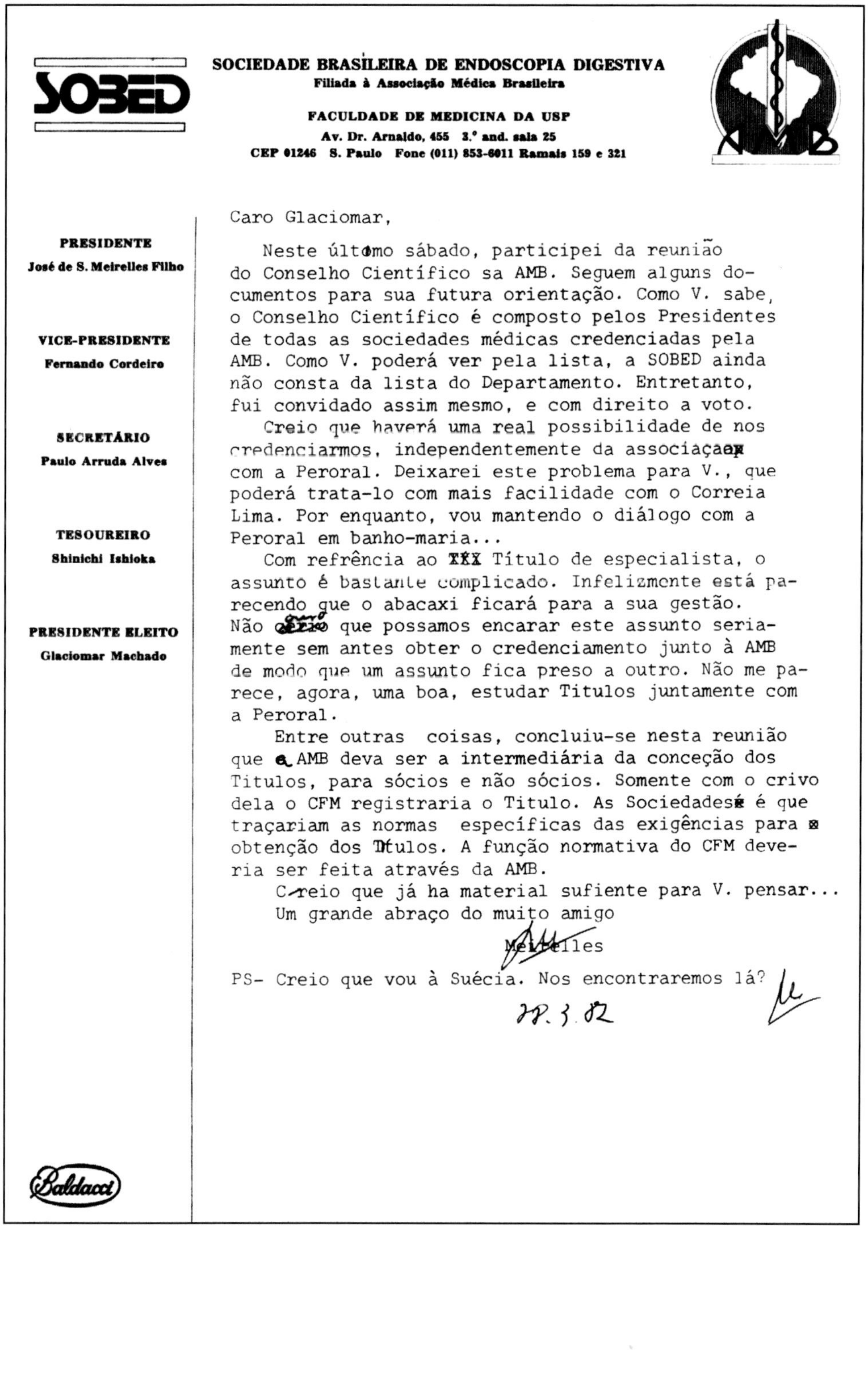

SOBED

SOCIEDADE BRASILEIRA DE ENDOSCOPIA DIGESTIVA
Filiada à Associação Médica Brasileira

FACULDADE DE MEDICINA DA USP
Av. Dr. Arnaldo, 455 3.° and. sala 25
CEP 01246 S. Paulo Fone (011) 853-6011 Ramais 159 e 321

PRESIDENTE
José de S. Meirelles Filho

VICE-PRESIDENTE
Fernando Cordeiro

SECRETÁRIO
Paulo Arruda Alves

TESOUREIRO
Shinichi Ishioka

PRESIDENTE ELEITO
Glaciomar Machado

Caro Glaciomar,

Neste último sábado, participei da reunião do Conselho Científico sa AMB. Seguem alguns documentos para sua futura orientação. Como V. sabe, o Conselho Científico é composto pelos Presidentes de todas as sociedades médicas credenciadas pela AMB. Como V. poderá ver pela lista, a SOBED ainda não consta da lista do Departamento. Entretanto, fui convidado assim mesmo, e com direito a voto.

Creio que haverá uma real possibilidade de nos credenciarmos, independentemente da associaçao com a Peroral. Deixarei este problema para V., que poderá trata-lo com mais facilidade com o Correia Lima. Por enquanto, vou mantendo o diálogo com a Peroral em banho-maria...

Com refrência ao Título de especialista, o assunto é bastante complicado. Infelizmente está parecendo que o abacaxi ficará para a sua gestão. Não creio que possamos encarar este assunto seriamente sem antes obter o credenciamento junto à AMB de modo que um assunto fica preso a outro. Não me parece, agora, uma boa, estudar Titulos juntamente com a Peroral.

Entre outras coisas, concluiu-se nesta reunião que a AMB deva ser a intermediária da conceção dos Titulos, para sócios e não sócios. Somente com o crivo dela o CFM registraria o Titulo. As Sociedades é que traçariam as normas específicas das exigências para a obtenção dos Títulos. A função normativa do CFM deveria ser feita através da AMB.

Creio que já ha material sufiente para V. pensar...

Um grande abraço do muito amigo

Meirelles

PS- Creio que vou à Suécia. Nos encontraremos lá?

28.3.82

Baldacci

Fig. 6-4. Carta de José Meirelles para Glaciomar Machado, mencionando o credenciamento da SOBED junto à AMB e o título de especialista em endoscopia digestiva.

Importante assinalar que Meirelles, reconhecido por sua simplicidade, seu comportamento conciliador e sua capacidade de agregar, dentre outras qualidades, aceitou ser presidente da SOBED por um período mais curto, de pouco mais de um ano, para atender o desejo dos sobedianos de eleger e empossar as novas diretorias coincidentemente com os congressos brasileiros. Mesmo assim, neste curto período de tempo, deixou tomadas várias iniciativas importantes que nos responsabilizamos em dar continuidade, como a admissão como especialidade na AMB e o primeiro livro sobre Endoscopia Digestiva da SOBED. Em relação à AMB, Meirelles ainda não havia afastado totalmente a possibilidade de constituirmos um único departamento na AMB, juntando a endoscopia digestiva e a peroral.

De fato, o momento para nos credenciarmos junto à AMB como especialidade médica, não poderia ser melhor: o Prof. Mário Barreto Corrêa Lima, do Rio de Janeiro, fora eleito presidente de nossa Entidade-mater. Corrêa Lima, reconhecido gastroenterologista e eu mantínhamos estreita relação de amizade, além de ter acompanhado com grande interesse a evolução da endoscopia nos últimos anos. Esse interesse certamente cresceu com a sua participação no I Seminário Brasileiro de Endoscopia Digestiva.

Merece citação o fato de que a diretoria da SOBED (gestão Glaciomar Machado), tão logo empossada em 25 de agosto de 1982, durante o XXVIII Congresso Brasileiro de Gastroenterologia e IV Congresso Brasileiro de Endoscopia Digestiva, realizados em São Paulo, programou um "Encontro dos Presidentes dos Capítulos da SOBED" para outubro daquele mesmo ano, na cidade do Rio de Janeiro. Incluída em extensa e variada agenda, destacava-se a presença do presidente da AMB, Mário Barreto Corrêa Lima que, por se encontrar em Maceió por motivos imperiosos, não pode comparecer pessoalmente. Entretanto, autorizou a Glaciomar Machado comunicar que **"a Associação Médica Brasileira não vê nenhum problema em admitir a SOBED como entidade própria, independente"** (extraído do Livro de Atas da SOBED, página 28, verso).

No mesmo livro de atas, verso da página 30, o secretário da SOBED, Luiz Artur Juruena de Mattos relatou, na reunião da diretoria de 23/11/1982, que "o presidente da SOBED esteve reunido com o presidente da AMB, Dr. Mário Barreto Corrêa Lima, tratando da legalização de nossa Sociedade junto àquela entidade. Embora a decisão definitiva de nossa inclusão somente seria conhecida em março de 1983, quando a comissão que julgava esses pedidos se reunirá, **a Diretoria Executiva da AMB aprovou, em primeira instância, as nossas pretensões**" (o grifo é nosso).

De forma a manter o assunto "inclusão de nossa Sociedade na AMB" em pauta e "não cair no esquecimento", o presidente da SOBED enviou para aquela entidade o ofício de nº 39/82 no qual reforça a solicitação de admissão da Sociedade Brasileira de Endoscopia Digestiva como Departamento.

Em 14 de janeiro de 1983, um novo ofício foi endereçado ao Prof. Mário Barreto Corrêa Lima (SOBED – 02/83) indagando se já havia uma resposta daquela entidade. Em adição, solicitava instruções de como proceder para promover o **I Concurso para Obtenção do Título de Especialista em Endoscopia Digestiva** (Fig. 6-5).

Em, 14. 1.83

SOBED-2/83

Ilmo.Sr.
Prof. MARIA BARRETO CORREIA LIMA
M.D. Presidente da A.M.B.

Senhor Presidente,

Gostaria de saber de V.Sa. se já tem resposta ao nosso ofício de nº 39/82 solicitando admissão da Sociedade Brasileira de Endoscopia Digestiva como Departamento da AMB.

Solicito, também, suas instruções sobre como proceder para promover o I concurso para especialistas em Endoscopia Digestiva.

Atenciosamente,

Prof. GLACIOMAR MACHADO
Presidente da SOBED

GM/sm.

Fig. 6-5. Cópia do Ofício nº 2/83 endereçado ao Presidente a AMB, sobre a admissão da SOBED como Departamento Científico daquela entidade.

No sentido de fortalecer as nossas pretensões, solicitamos ao Prof. Agostinho Bettarello, presidente da Federação Brasileira de Gastroenterologia e nosso amigo pessoal, o seu apoio às pretensões dos endoscopistas na reunião que seria realizada em Goiânia no mês de março, na qual iria participar como representante de FBG. Bettarello vinha acompanhando com entusiasmo a evolução da endoscopia digestiva e foi ativo participante da programação científica do I Seminário Brasileiro de Endoscopia Digestiva (Fig. 6-6).

Na reunião da diretoria executiva de 05 de abril de 1983 (verso da página 32 do livro de atas), Luiz Artur relatou que **"o Presidente da AMB comunicou que essa entidade, em reunião realizada em Goiânia, em 25/03/83, decidiu preliminarmente admitir a SOBED como Departamento Científico"**. A admissão definitiva de nossa Sociedade seria tomada na derradeira reunião de diretoria da AMB (gestão Corrêa Lima), agendada para outubro de 1983, provavelmente durante o Seminário de Campinas.

Em, 22 de março de 1983

SOBED 67/83

Ilmo.Sr.
Prof.Agostinho Bettarello
DD.Presidente da Fed.Bras. de Gastroenterologia
Al.Ministro Rocha Azevedo, 619/12
Cerqueira Cesar
01410 - São Paulo-SP

Estimado Betterello,

Há algum tempo tenho mantido contato com o Mario Correia Lima (Presidente da AMB) no sentido de regularizar a SOBED com a entidade-mater brasileira.

Finalmente nossas pretensões (requerimento anexo) serão analisadas e julgadas pela Comissão competente, numa reunião em Goiânia na próxima 6ª feira.

Nosso objetivo, no momento, é pedir a você ou ao representante da Federação de Gastro, que apoie as nossas pretensões naquela reunião.

Certos de podermos contar com o seu prestígio para resolvermos esse problema, crucial para os destinos de nossa Sociedade e de seus 1.000 associados, sou, o amigo de sempre,

Prof.Adj.Glaciomar Machado
Presidente da SOBED

Fig. 6-6. Cópia do Ofício nº 67/83 endereçado ao Prof. Agostinho Bettarello.

Confirmando o fato de já termos um posicionamento preliminar favorável, passamos a receber os ofícios enviados pela Associação Médica Brasileira às suas filiadas, como o abaixo (Fig. 6-7):

Tomamos conhecimento que a reunião da AMB, por coincidência, estava programada para a mesma data da Assembleia Geral da SOBED, em Campinas.

Fato marcante ocorreu durante a assembleia: o Prof. Joaquim José Gama Rodrigues estava presente na reunião da Associação Médica Brasileira representando a cirurgia e aceitou a incumbência de representar, adicionalmente, a SOBED naquela oportunidade. Gama Rodrigues é casado com Angelita Habr-Gama, Vice-Presidente da SOBED em nossa gestão. A reunião da AMB tinha como pauta principal a admissão de novas especialidades médicas. Combinamos que, tão logo concluída a reunião da AMB, Gama Rodrigues enviaria notícias com urgência. Pois bem, a reunião da AMB aconteceu pela manhã e a nossa assembleia à

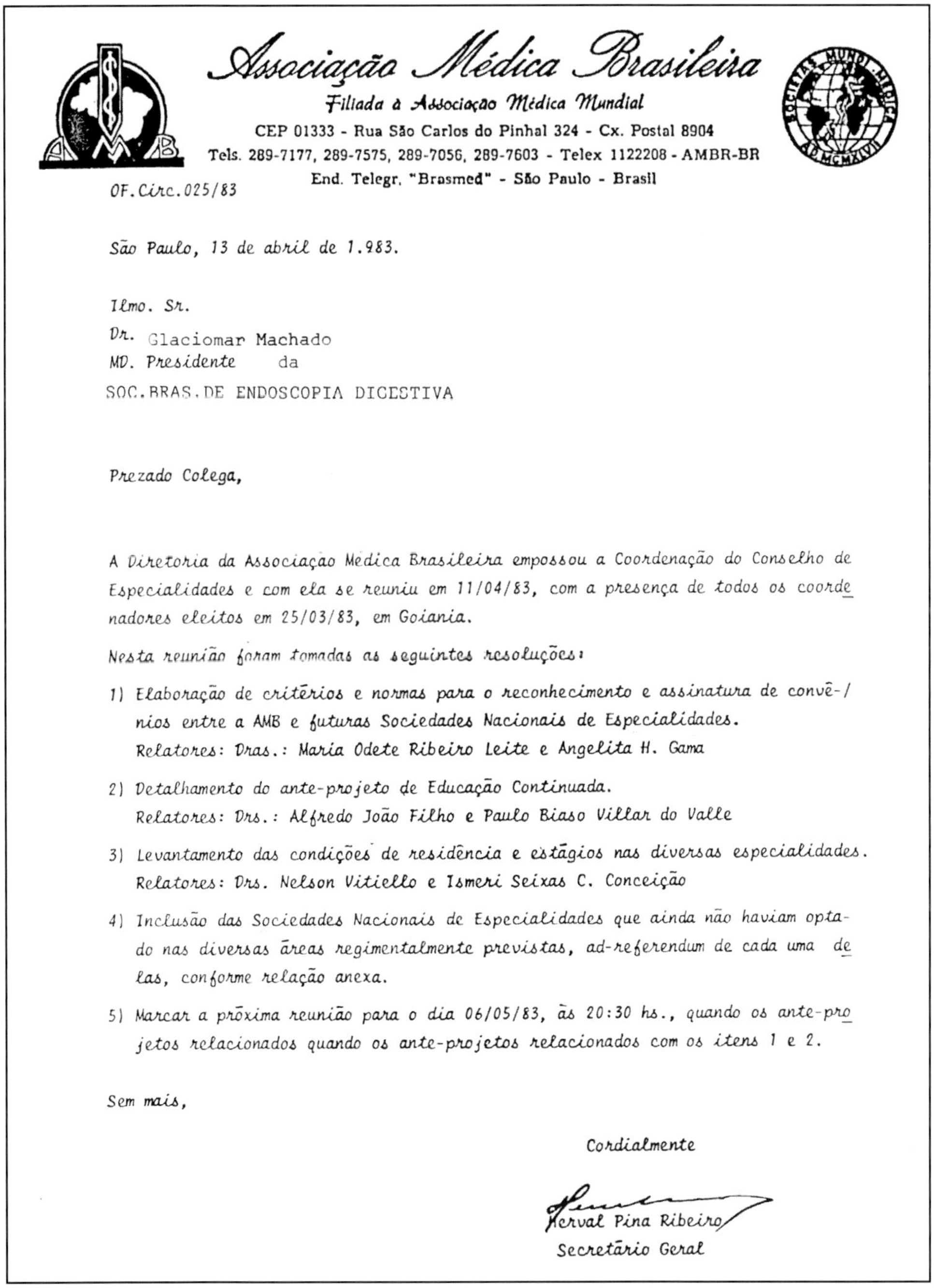

Associação Médica Brasileira

Filiada à Associação Médica Mundial

CEP 01333 - Rua São Carlos do Pinhal 324 - Cx. Postal 8904
Tels. 289-7177, 289-7575, 289-7056, 289-7603 - Telex 1122208 - AMBR-BR
End. Telegr. "Brasmed" - São Paulo - Brasil

OF.Circ.025/83

São Paulo, 13 de abril de 1.983.

Ilmo. Sr.
Dr. Glaciomar Machado
MD. Presidente da
SOC.BRAS.DE ENDOSCOPIA DIGESTIVA

Prezado Colega,

A Diretoria da Associação Medica Brasileira empossou a Coordenação do Conselho de Especialidades e com ela se reuniu em 11/04/83, com a presença de todos os coordenadores eleitos em 25/03/83, em Goiania.

Nesta reunião foram tomadas as seguintes resoluções:

1) Elaboração de critérios e normas para o reconhecimento e assinatura de convênios entre a AMB e futuras Sociedades Nacionais de Especialidades.
Relatores: Dras.: Maria Odete Ribeiro Leite e Angelita H. Gama

2) Detalhamento do ante-projeto de Educação Continuada.
Relatores: Drs.: Alfredo João Filho e Paulo Biaso Villar do Valle

3) Levantamento das condições de residência e estágios nas diversas especialidades.
Relatores: Drs. Nelson Vitiello e Ismeri Seixas C. Conceição

4) Inclusão das Sociedades Nacionais de Especialidades que ainda não haviam optado nas diversas áreas regimentalmente previstas, ad-referendum de cada uma delas, conforme relação anexa.

5) Marcar a próxima reunião para o dia 06/05/83, às 20:30 hs., quando os ante-projetos relacionados quando os ante-projetos relacionados com os itens 1 e 2.

Sem mais,

Cordialmente

Herval Pina Ribeiro
Secretário Geral

Fig. 6-7. Ofício da AMB para as Sociedade Nacionais de Especialidades, endereçada à SOBED.

tarde, justamente a tempo de recebermos e transmitirmos aos sobedianos presentes, sob prolongados e efusivos aplausos, a notícia da **admissão da endoscopia digestiva como departamento independente da AMB** (o grifo é nosso).

A REALIZAÇÃO DA PROVA PARA OBTENÇÃO DO TÍTULO DE ESPECIALISTA EM ENDOSCOPIA DIGESTIVA

Das atribuições mais importantes das sociedades médicas é reconhecer os membros que preenchem as qualificações estabelecidas por elas próprias para serem considerados especialistas naquela área da medicina. Isto qualifica não somente o Médico, mas também, a Sociedade Médica que o qualificou, desde que esta qualificação seja reconhecida pela Associação Médica Brasileira.

A jovem Sociedade Brasileira de Endoscopia Digestiva (SOBED) havia apresentado provas convincentes de que tinha condições de ser a representante de uma ***Especialidade Médica*** e, como tal, fora admitida como Departamento Científico da AMB. Faltavam estabelecer as ***normas para obtenção do título de especialista em endoscopia digestiva e*** aplicá-las aos seus Associados, de forma a identificar, com isenção, aqueles que estavam qualificados para serem considerados ***especialistas*** (os grifos são nossos). Este objetivo, aliás, está explicitado desde o nosso primeiro estatuto, tanto no **Artigo 3º, §6**, como no Capítulo VIII que tem, como título, **Normas para Concessão de Título de Especialista.** Como já descrito, o estatuto, debatido e ajustado no seminário de Campinas, e que entrou em vigor em Belo Horizonte (XXIX Congresso Brasileiro de Gastroenterologia e V Congresso Brasileiro de Endoscopia Digestiva, 1984) também inclui um capítulo intitulado **DO TÍTULO DE ESPECIALISTA** (Capítulo VII).

Como já relatado, na primeira diretoria da SOBED, empossada em Salvador em 1976, não existia a comissão do Título de Especialista.

Na gestão José Meirelles, esta comissão foi criada e era integrada por Luiz Leite Luna (RJ) – presidente, José F. Penteado (RJ) e Glaciomar Machado (RJ), com o objetivo de estabelecer as **normas e de realizar o concurso para obtenção do título de especialista**. Em virtude de ainda não termos conseguido a inclusão da SOBED nos quadros da AMB, àquela época, o desejado concurso não foi aplicado naquela gestão.

Meirelles enviou-me uma carta (cópia abaixo), na qual escreve: **"Com referência ao título de especialista, o assunto é bastante complicado. Infelizmente está parecendo que o abacaxi ficará para a sua gestão. Não creio que possamos encarar este assunto seriamente sem antes obter o credenciamento junto à AMB de modo que um assunto fica preso ao outro. Não me parece, agora, uma boa, estudar títulos juntamente com a Peroral"** (Fig. 6-8).

Aceitamos o desafio e estes dois temas continuaram a merecer atenção especial na gestão Glaciomar Machado (credenciamento junto à AMB e Título de Especialista em Endoscopia Digestiva).

A admissão da SOBED como Departamento Científico da AMB já foi abordada acima (pág. 83).

Quanto ao título de especialista, pairavam algumas dúvidas de como proceder, dentre as quais salientamos:

1. **Estabelecer definitivamente as normas definindo quem poderia candidatar-se a prestar o concurso.**
2. **Como escolher os endoscopistas com qualificação suficiente para examinar os candidatos.**
3. **Quais seriam estas qualificações.**
4. **Como selecionar dentre os que possuíam qualificação, aqueles que iriam atuar como examinadores, sem provocar dissenções.**
5. **Como aplicar a prova sem despertar desconfiança por parte dos candidatos.** (o grifo é nosso).

Cerca de um mês antes de minha posse como Presidente da SOBED, recebi um convite para jantar na residência do Prof. José de Paula Lopes Pontes. Estavam presentes a sua família

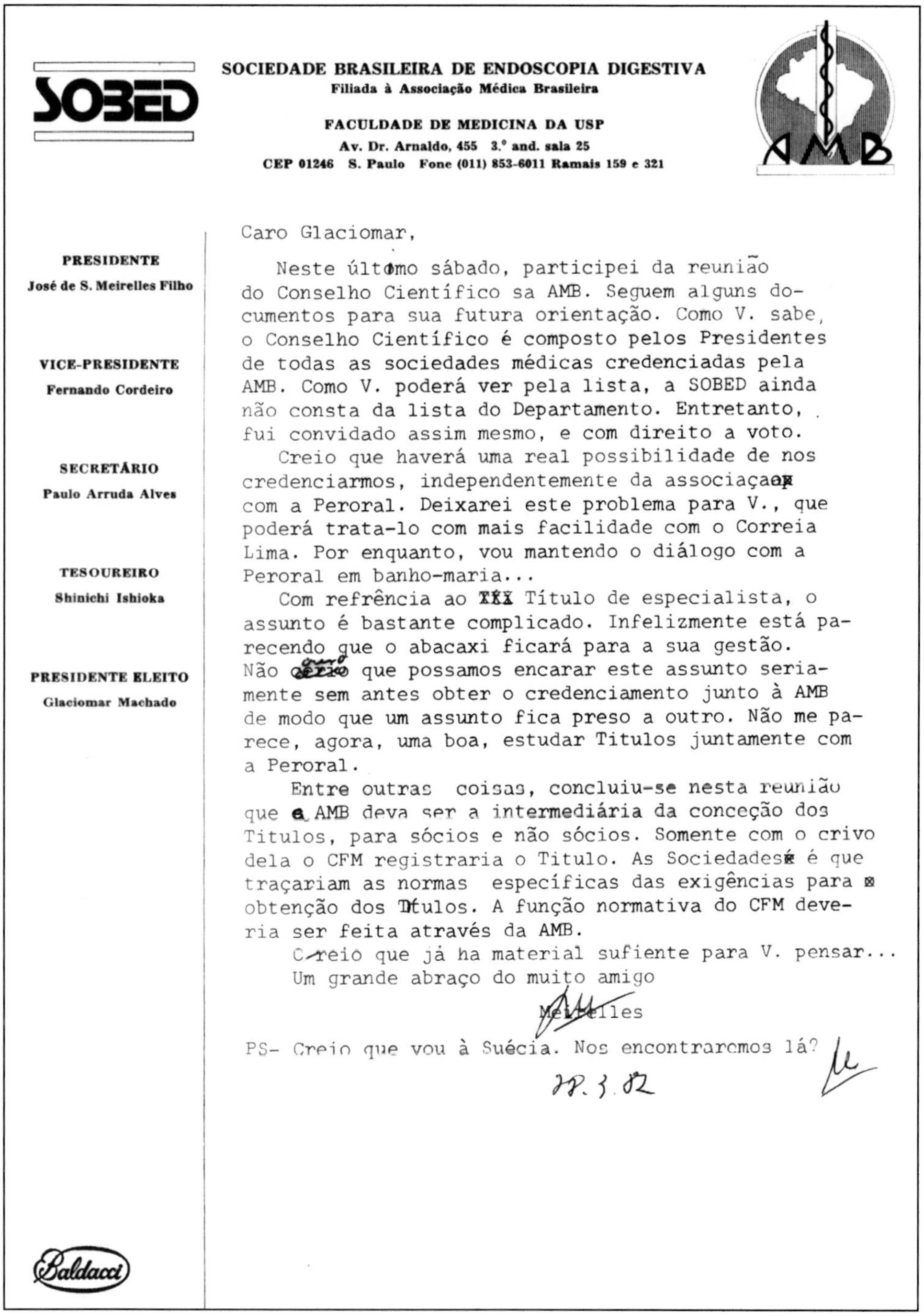

SOBED

SOCIEDADE BRASILEIRA DE ENDOSCOPIA DIGESTIVA
Filiada à Associação Médica Brasileira

FACULDADE DE MEDICINA DA USP
Av. Dr. Arnaldo, 455 3.° and. sala 25
CEP 01246 S. Paulo Fone (011) 853-6011 Ramais 159 e 321

AMB

PRESIDENTE
José de S. Meirelles Filho

VICE-PRESIDENTE
Fernando Cordeiro

SECRETÁRIO
Paulo Arruda Alves

TESOUREIRO
Shinichi Ishioka

PRESIDENTE ELEITO
Glaciomar Machado

Caro Glaciomar,

Neste último sábado, participei da reunião do Conselho Científico sa AMB. Seguem alguns documentos para sua futura orientação. Como V. sabe, o Conselho Científico é composto pelos Presidentes de todas as sociedades médicas credenciadas pela AMB. Como V. poderá ver pela lista, a SOBED ainda não consta da lista do Departamento. Entretanto, fui convidado assim mesmo, e com direito a voto.

Creio que haverá uma real possibilidade de nos credenciarmos, independentemente da associaçao com a Peroral. Deixarei este problema para V., que poderá trata-lo com mais facilidade com o Correia Lima. Por enquanto, vou mantendo o diálogo com a Peroral em banho-maria...

Com refrência ao Título de especialista, o assunto é bastante complicado. Infelizmente está parecendo que o abacaxi ficará para a sua gestão. Não creio que possamos encarar este assunto seriamente sem antes obter o credenciamento junto à AMB de modo que um assunto fica preso a outro. Não me parece, agora, uma boa, estudar Titulos juntamente com a Peroral.

Entre outras coisas, concluiu-se nesta reunião que a AMB deva ser a intermediária da conceção dos Titulos, para sócios e não sócios. Somente com o crivo dela o CFM registraria o Titulo. As Sociedades é que traçariam as normas específicas das exigências para obtenção dos Títulos. A função normativa do CFM deveria ser feita através da AMB.

Creio que já ha material sufiente para V. pensar...

Um grande abraço do muito amigo

Meirelles

PS- Creio que vou à Suécia. Nos encontraremos lá?

28.3.82

Baldacci

Fig. 6-8. Carta de José Meirelles para Glaciomar Machado, mencionando o credenciamento da SOBED junto à AMB e o Título de Especialista em Endoscopia Digestiva.

(os dois filhos são médicos – Eduardo, gastroenterologista e Ricardo – pediatra), Sylvio Fraga, consagrado professor titular de Dermatologia da UFRJ e Sidney Truelove, festejado nome da gastrenterologia mundial e professor titular da Universidade de Oxford, Inglaterra, onde chefiava o seu serviço na Radcliffe Infirmary. Já conhecia Truelove da época em que estava em Bristol, pois frequentara o seu Curso de Gastroenterologia por duas vezes e havia proferido uma palestra sobre Câncer Superficial do Estômago na Radcliffe Infirmary, a seu convite. Este curso de Atualização em Gastroenterologia era realizado anualmente, sempre no mês de Janeiro. Gastroenterologista clínico, autoridade inconteste em doença inflamatória intestinal, especialmente em colite ulcerativa, Truelove era também considerado um inovador. Lembrei-me que foi o seu grupo que introduziu na Inglaterra o primeiro gastrofibroscópio comercial Olympus, que permitia a colheita de biópsias e citologia (modelo GF-B), publicando sua experiência inicial no British Medical Journal (Williams DG, Truelove SC, Gear MW *et al.* Gastroscopy with biopsy and cytological sampling under direct vision. *Br Med J* 1968;535-9). Um dos fundadores da British Society of Gastroenterology e da British Society for Digestive Endoscopy, resolvi conversar com ele sobre a SOBED e as dificuldades que estávamos enfrentando com relação ao título de especialista. Truelove ouviu com atenção a minha narrativa e foi dele a solução que adotamos: contou-nos que o mesmo problema havia acontecido na Inglaterra. A decisão que tomaram foi a de **conceder o TÍTULO DE ESPECIALISTA a TODOS OS MEMBROS TITULARES, empossados até uma data fixada *a priori*.** Em sua opinião, deveríamos tomar o mesmo caminho, estabelecendo uma data-limite. Estava resolvido o nosso problema: teríamos um número razoável de especialistas e dentre eles escolheríamos uma Comissão do Título de

PREENCHER A MÁQUINA

Excelentíssimo Senhor Presidente da
Associação Médica Brasileira

O(a) abaixo-assinado(a), Dr.(a) **GLACIOMAR MACHADO OLIVE** ...., médico(a), inscrito(a) no Conselho Regional de Medicina d**o Estado do Rio de Janeiro** sob n.º **52-11704-4**, sócio(a) efetivo(a) da Associação Médica Brasileira desde **25 / 08 / 83**, por idêntica condição na entidade federada **Soc.de Medicina e Cirurgia do RJ** através de sua filiação ...., requer a concessão de Título de Especialista em **ENDOSCOPIA DIGESTIVA** ...., de acôrdo com a regulamentação vigente, juntando a esta solicitação, que é preenchida e assinada em 5 vias, documentação constituída de **01** fôlhas numeradas sucessivamente de 1 a **05** e assinadas pelo interessado.

O(a) signatário(a) destaca ainda ser devidamente filiado(a) à entidade especializada de âmbito nacional, **SOCIEDADE BRASILEIRA DE ENDOSCOPIA DIGESTIVA** com a qual a Associação Médica Brasileira mantém convênio referente ao respectivo Departamento Científico, que compreende o processamento e a concessão do Título de Especialista requerido.

O(a) abaixo-assinado(a) declara estar ciente de que o Título de Especialista da Associação Médica Brasileira somente é concedido a sócios efetivos da entidade, sendo condição indispensável para a posterior manutenção de sua validade a continuidade ininterrupta de filiação do(a) médico(a) à Associação Médica Brasileira, com o permanente cumprimento de todas as obrigações estatutárias inerentes aos sócios. Declara-se também ciente de que, para as atividades médicas em que a Associação Médica Brasileira mantém convênios com entidades especializadas, referentes aos respectivos Departamentos Científicos, que compreendem processamento e concessão de Título de Especialista, é condição igualmente indispensável para a manutenção da validade do citado título a continuidade ininterrupta de vinculação às correspondentes entidades especializadas, com o cumprimento das suas obrigações estatutárias. Declara-se ainda ciente de que a Associação Médica Brasileira concede títulos, para o mesmo sócio, no máximo em duas especialidades, quando as reconhece especialidades afins. O sócio portador de título de especialista que não cumprir as disposições estatutárias deverá devolver à Associação Médica Brasileira o título de que é portador, quando solicitado pela entidade federada.

5 vias
5.ª via (Azul) → Interessado
4.ª via (Verde) → Regional, Filiada, Departamento ou outro núcleo de filiação à entidade federada à AMB
3.ª via (Amarela), 2.ª via (Rosa), 1.ª via (Branca) → Federada → 3.ª via (Amarela) → Federada; 2.ª via (Rosa), 1.ª via (Branca) → AMB → 2.ª via (Rosa) → A MB; 1.ª via (Branca) → AMB ou Departamento Científico

Mod. 1-2-6/1

Fig. 6-9. Modelo utilizado pelos membros titulares da SOBED para requisição do título de Especialista em Endoscopia Digestiva à AMB. *(Continua)*

Especialista sem produzir atritos e dissensões. Ficou, então, acertado, que os Membros Titulares empossados até o Congresso de São Paulo (XXVIII Congresso Brasileiro de Gastroenterologia e IV Congresso Brasileiro de Endoscopia Digestiva – 22 a 26 de agosto de 1982) estariam dispensados do concurso e que teriam a oportunidade de requisitar o Título de Especialista até o dia 31 de agosto de 1983. Abaixo, a cópia de nosso requerimento solicitando a concessão deste título, endereçada ao Presidente da Associação Médica Brasileira. No requerimento lê-se que **"o signatário destaca ainda ser devidamente filiado à entidade especializada de âmbito nacional, SOCIEDADE BRASILEIRA DE ENDOSCOPIA DIGESTIVA, com a qual a Associação Médica Brasileira mantém convênio referente ao respectivo Departamento Científico, que compreende o processamento e a concessão do Título de Especialista requerido"** (Fig. 6-9).

O(a) signatário(a) declara, finalmente, ter ficado em seu poder a 5.ª via do presente requerimento, da qual consta o despacho dado pela entidade federada, ou por seu núcleo regional, filiada ou departamento, através do qual se filia à mesma e, portanto, à Associação Médica Brasileira.

Nestes termos,

pede deferimento

Rio de Janeiro, 30 de agosto de 1983

(assinatura)

Endereços: — Estado RJ Cidade Rio de Janeiro

Residência: Av.Atlântica, 3772/9º andar Cep.22.070

Consultório: Rua Macedo Sobrinho, 21

5 vias

5.ª via (Azul) → Interessado
4.ª via (Verde) → Regional, Filiada, Departamento ou outro núcleo de filiação à entidade federada à AMB
3.ª via (Amarela) 2.ª via (Rosa) 1.ª via (Branca) → Federada → 3.ª via (Amarela) → Federada; 2.ª via (Rosa) 1.ª via (Branca) → AMB → 2.ª via (Rosa) → AMB; 1.ª via (Branca) → AMB ou Departamento Científico

Despachos sucessivos no núcleo (regional, filiada, departamento ou de outra natureza) através do qual o médico é associado, na entidade federada e na AMB.

1.º — (Quando é o caso) Do núcleo de que o médico é sócio e através do qual é também sócio da entidade federada e, portanto, da AMB. Deve ser preenchido nas 5 vias. A 5.ª via, com êste despacho, é entregue ao requerente; a 4.ª via é retida no próprio núcleo; as 3 primeiras vias são remetidas à entidade federada, com a documentação anexa. (Nos casos em que o médico se filia diretamente à entidade federada, êste despacho é desnecessário).

É sócio d........ desde ..../..../ 19....
consta das listas enviadas à federada de ..../..../ 19.... a ..../..../ 19....
........, .../..../ 19.... (assinatura) (cargo)

2.º — Da entidade federada. Deve ser preenchida nas 3 vias que recebeu do núcleo através do qual o médico é sócio. A 3.ª via é retida na federada; as 2 primeiras são remetidas à AMB, com a documentação juntada pelo requerente. (Nos casos em que o médico se filia diretamente à federada, esta preenche também a 5.ª via, que é entregue ao requerente; nesses casos, a 4.ª via é desnecessária).

É sócio da Soc.de Medicina e Cirurgia do RJ desde 25/08/ 1983
rá a serem
consta das listas enviadas à AMB de 30/09/ 1983 a 30/06/ 1984
Rio de Janeiro,30 08/ 1983 (assinatura) (cargo)

Mod. 1.2.6/2

Fig. 6-9. *(Continuação)*

Como muitos Titulares deixaram passar este prazo (31 de agosto de 1983), uma nova data foi estabelecida (setembro de 1985), data esta que contemplava os Titulares empossados até 19 de outubro de 1983 (item 5, DISPOSIÇÕES TRANSITÓRIAS das NORMAS PARA A CONCESSÃO DO TÍTULO DE ESPECIALISTA EM ENDOSCOPIA DIGESTIVA, Fig. 6-11, item 5.7 e Fig. 6-10, itens 5 e 6, abaixo.

Universidade Federal do Rio de Janeiro
HOSPITAL UNIVERSITÁRIO

Em 07 de julho de 1983

SOBED - /83

Ilmo. Sr.
Dr.
Presidente do

Senhor Presidente:

Embora as "NORMAS PARA CONCESSÃO DO TÍTULO DE ESPECIALISTA" estejam claras, estou enviando alguns esclarecimentos adicionais e informais para certos ítens que têm dado margem a indagações frequentes.

1. A taxa de inscrição da AMB, no valor de Cr$1.000,00 (hum mil cruzeiros),deve ser paga nas Sociedades de Medicina e Cirurgia existentes em praticamente todas as cidades do País. Ela corresponde ao preenchimento de "requerimento para concessão do título de especialista" e deve ser regularizada até 31 de julho de 1983.
2. A taxa de inscrição da SOBED, no valor de Cr$5.000,00 (cinco mil cruzeiros) deve ser paga ao Capítulo ao qual pertence o candidato.
3. A comprovação do pagamento das 02 (duas) taxas - AMB e SOBED - deve ser anexada à documentação de inscrição do candidato.
4. A documentação de inscrição deve conter o currículo com os títulos e posições principais do candidato, e detalhadamente aqueles relacionados com a ENDOSCOPIA DIGESTIVA. Há necessidade de anexar comprovação do assinalado.
5. Os membros titulares JÁ EMPOSSADOS estão dispensados do concurso. A Sociedade somente EMPOSSA MEMBROS TITULARES em Seminários Brasileiros e Congressos. Quer isto dizer que somente são considerados TITULARES os JÁ EMPOSSADOS até o CONGRESSO DE SÃO PAULO. Há necessidade de comprovar esta qualificação.

Fig. 6-10. Ofício enviado aos membros da SOBED esclarecendo itens importantes relativos às normas para concessão do título de Especialista. *(Continua)*

Universidade Federal do Rio de Janeiro
HOSPITAL UNIVERSITÁRIO

6. Os membros titulares JÁ EMPOSSADOS têm somente esta oportunidade para requisitarem o TÍTULO DE ESPECIALISTA.
7. A Comissão do Título de Especialista e a Diretoria da SOBED, decidiram não exigir dos membros aspirantes tempo mínimo de filiação com nossa Sociedade, estipulado em 12 meses, para que se inscrevam neste 1º Concurso.
8. Comprovar estar quites com a SOBED.
9. As fichas de inscrição e a documentação dos candidatos que se inscreveram até 31/08/83 deverão ser enviadas pelos Presidentes dos Capítulos ao Presidente da SOBED até 10 de setembro de 1983.
10. O total arrecadado com as inscrições também deverá ser remetido até 10 de setembro de 1983.
11. Finalmente, após consultar a A.M.B., a DATA PARA ENTREGA DA DOCUMENTAÇÃO NO CAPÍTULO DA SOBED AO QUAL O CANDIDATO ESTEJA FILIADO, FOI PRORROGADA IMPRETERIVELMENTE PARA 31 DE AGOSTO DE 1983. A data para preenchimento do requerimento de inscrição para o concurso, junto à A.M.B., entretanto, expira em 31 de julho de 1983.

Sem mais para o momento, subscrevo-me.

Atenciosamente,

Prof. Dr. Med.G. Machado
Presidente da SOBED

Fig. G-10. *(Continuação)*

A comissão que escolhemos era constituída por:

- José de Paula Lopes Pontes (RJ) – presidente
- Kiyoshi Hashiba (SP)
- Ismael Maguilnik (RS)
- Glaciomar Machado (RJ)

Esta comissão aprimorou a normas para a concessão do título de especialista sugeridas pela comissão da gestão Meirelles, referida anteriormente, e a colocou em prática na primeira prova para obtenção deste título em 1983 em Campinas e a repetiu em 1984 em Belo Horizonte (Fig. 6-11).

Rio de Janeiro, 15 de agosto de 1984

Professor Glaciomar Machado
Presidente da Sociedade Brasileira
de Endoscopia Digestiva

Senhor Presidente,

Apraz-me enviar a V.Sa. as normas para a concessão do Título de Especialista em Endoscopia Digestiva, elaboradas pela respectiva Comissão: José de Paula Lopes Pontes (Presidente), Ismael Maguilnik, Kiyoshi Hashiba e Glaciomar Machado. Essas normas já foram aplicadas nos Concursos realizados em 1983 e 1984.

Atenciosamente

Fig. 6-11. Normas para concessão do título de Especialista em Endoscopia Digestiva aplicadas nos concursos de 1983 e 1984. *(Continua)*

NORMAS PARA A CONCESSÃO DO TÍTULO DE ESPECIALISTA

EM ENDOSCOPIA DIGESTIVA

Comissão: José de Paula Lopes Pontes (Presidente)
Ismael Maguilnik
Kiyoshi Hashiba
Glaciomar Machado

A Sociedade Brasileira de Endoscopia Digestiva (SOBED), em convênio com a Associação Médica Brasileira (AMB), concederá TÍTULO / DE ESPECIALISTA EM ENDOSCOPIA DIGESTIVA (TEED) de acordo com os seguintes critérios:

a) aos Membros Titulares da SOBED empossados até 19 de outubro de 1983;

b) aos candidatos que cumprirem as seguintes exigências:

1. REQUISITOS

1.1 Ser diplomado em Medicina há, pelo menos, 02(dois) anos da data prevista para sua avaliação.

1.2 Estar inscrito no Conselho Regional de Medicina de sua jurisdição e estar em pleno gozo de seus direitos.

1.3 Ser associado e estar quites com a AMB.

1.4 Ser Membro Aspirante da SOBED desde, pelo menos, um ano antes do concurso.

1.5 Apresentar "Curriculum Vitae" satisfatório, demonstrando atividades em endoscopia digestiva.

1.6 Ser aprovado em exame realizado pela SOBED.

2. INSCRIÇÕES E TRAMITAÇÃO

2.1 Preencher ficha de inscrição fornecida pelo Capítulo da SOBED ao qual esteja filiado.

Fig. 6-11. *(Continuação)*

2.3 Pagar a taxa de inscrição à AMB, no valor estabelecido por essa entidade.

2.4 Pagar a taxa de inscrição à SOBED, no valor estabelecido por sua Diretoria.

2.5 Os documentos e os comprovantes dos pagamentos acima referidos deverão ser entregues à Diretoria do Capítulo da SOBED, ao qual esteja filiado o candidato, até

2.6 A Diretoria de cada Capítulo deverá encaminhar a documentação completa de cada candidato à Diretoria Executiva até

2.7 Os pedidos de inscrição, aprovados pela Comissão / do Título de Especialista, serão encaminhadas à / AMB, 30 (trinta) dias antes do concurso.

2.8 Não serão aceitas inscrições condicionais com documentação incompleta, ou fora dos prazos estabelecidos nos ítens 2.5 e 2.6.

2.9 Os concursos serão iniciados com a realização da / 1a. parte durante os Seminários Brasileiros de Endoscopia Digestiva.

2.10 A 2a. parte do Concurso será realizada no prazo máximo de 06 (seis) meses após a primeira prova.

2.11 A relação dos aprovados será encaminhada à AMB, com os diplomas assinados pelos Presidentes da SOBED e da Comissão do Título de Especialista.

2.12 Os diplomas, assinados pelo Presidente e pelo Secretário da AMB, serão entregues em sessão solene/ por ocasião dos Congressos Brasileiros de Endoscopia Digestiva.

2.13 O candidato não aprovado no concurso poderá inscrever-se novamente decorridos 12 (doze) meses do exame anterior.

3. PROVAS

3.1 A avaliação do candidato será realizada em 02(duas) partes, somente fazendo a segunda parte o candidato aprovado na primeira.

3.2 A primeira parte constará da interpretação de documentação de procedimentos endoscópicos, assim distridas:

3.2.1 Esôfago-gastro-duodenoscopia

Fig. 6-11. *(Continuação)*

3.2.2 Colonoscopia

3.2.3 Laparoscopia

3.2.4 Colangiopancreatografia

3.3 Será aprovado o candidato que tiver o mínimo de 70% de respostas corretas.

3.4 A segunda parte do concurso constará da realização de exame endoscópico e argüição pelos integrantes / da Comissão do Título de Especialista.

4. DISPOSIÇÕES GERAIS

4.1 A primeira parte do concurso será realizada no mesmo local e durante os Seminários Brasileiros de Endoscopia Digestiva.

4.2 A prova prática oral, segunda parte do concurso, será realizada no prazo máximo de 06 (seis) meses / após a primeira prova, em local e com pacientes à escolha do candidato. Essa prova constará da execução de, pelo menos, dois dos seguintes procedimentos, também à escolha do candidato: esofago-gastro-duodenoscopia, colonoscopia, laparoscopia e cateterismo/ da papila de Vater.

4.3 A banca examinadora da primeira parte do concurso e seu Presidente será composta pelos integrantes da / Comissão do Título de Especialista, indicados pelo Presidente da SOBED.

4.4 A banca examinadora da segunda parte do concurso será constituida por um integrante da Comissão do Título de Especialista, com função de Presidente, e / por especialistas em endoscopia digestiva, indicados pela Diretoria Executiva da SOBED entre os membros/ do Capítulo-sede desta segunda parte do concurso.

4.5 A SOBED não concederá revisão de provas.

4.6 Os candidatos aprovados receberão uma declaração / provisória assinada pelo Presidente e Secretário Geral da SOBED, antecedendo ao recebimento solene do diploma.

Fig. 6-11. *(Continuação)*

4.4 A banca examinadora da segunda parte do concurso será constituida por um integrante da Comissão do Título de Especialista, com função de Presidente, e / por especialistas em endoscopia digestiva, indicados pela Diretoria Executiva da SOBED entre os membros/ do Capítulo-sede desta segunda parte do concurso.

4.5 A SOBED não concederá revisão de provas.

4.6 Os candidatos aprovados receberão uma declaração / provisória assinada pelo Presidente e Secretário Geral da SOBED, antecedendo ao recebimento solene do diploma.

4.7 Os candidatos aprovados na 1a. parte do concurso poderão também optar por se submeterem a 2a. parte / juntamente com os aprovados na 1a. parte do concurso seguinte.

4.8 Os candidatos que forem reprovados na 2a. parte do concurso terão que se submeter novamente a todas as exigências para a obtenção do título de especialista em endoscopia digestiva.

5. DISPOSIÇÕES TRANSITÓRIAS

Os Membros Titulares da SOBED, empossados até 19 de outubro de 1983, poderão requerer o Título de Especialista em Endoscopia Digestiva, desde que satisfaçam as seguintes exigências:

5.1 Enviar requerimento do qual deverá constar "Curriculum Vitae" dirigido para suas atividades da especialidade, com os respectivos documentos comprobatórios.

5.2 Pagar a taxa correspondente à AMB.

5.3 Pagar a taxa correspondente à SOBED.

5.4 A documentação deverá ser entregue até à Diretoria do Capítulo da SOBED à qual o candidato esteja filiado, não sendo aceita a que / chegar além desse prazo.

5.5 Não serão aceitas inscrições com documentação incompleta.

5.6 O título correspondente deverá ser revalidado 02 / (dois) anos após sua concessão mediante a apresentação de "Curriculum Vitae" atualizado, demonstrando/ as atividades do candidato em Endoscopia Digestiva/ nesse período.

5.7 O prazo para requerimento do Título de Especialista pelos Membros Titulares da SOBED, empossados até 19 de outubro de 1983, encerra-se com o Seminário Brasileiro de Endoscopia Digestiva, a realizar-se em Guarapari, em setembro de 1985. A partir dessa data, a concessão do Título de Especialista dependerá da prestação de Concurso de acordo com as Normas da / SOBED.

Fig. 6-11. *(Continuação)*

Com o aval da AMB, estava confirmada a realização do primeiro concurso para obtenção do título de especialista em endoscopia digestiva no seminário de Campinas. Na reunião da diretoria executiva da SOBED de 06 de julho de 1983, optamos por prorrogar o prazo para inscrição no concurso para o dia 31 de agosto, ficando acertado que **"todos os documentos e respectivos relatórios das tesourarias dos capítulos deverão estar em nossas mãos até o dia 10 de setembro, impreterivelmente."** (livro de atas da SOBED, página 34, a partir da quarta linha – Fig. 6-12).

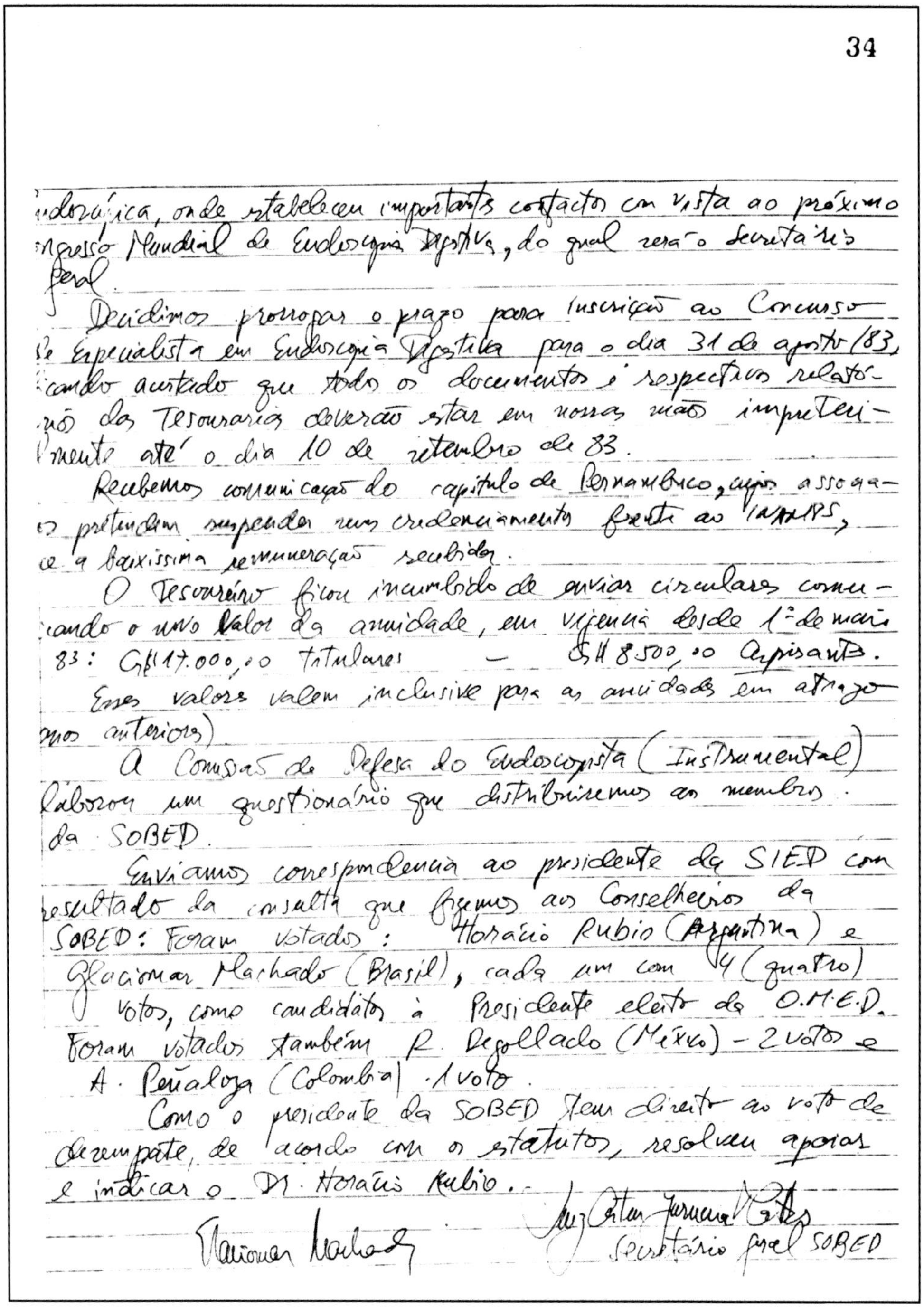

34

endoscópica, onde estabeleceu importantes contactos em vista ao próximo Congresso Mundial de Endoscopia Digestiva, do qual será o Secretário Geral.

Decidimos prorrogar o prazo para inscrição ao Concurso de Especialista em Endoscopia Digestiva para o dia 31 de agosto/83, ficando acertado que todos os documentos e respectivos relatórios das Tesourarias deverão estar em nossas mãos impreterivelmente até o dia 10 de setembro de 83.

Recebemos comunicação do capítulo de Pernambuco, cujos associados pretendem suspender seus credenciamentos frente ao INAMPS, face a baixíssima remuneração recebida.

O Tesoureiro ficou incumbido de enviar circulares comunicando o novo valor da anuidade, em vigência desde 1º de maio 83: Cr$ 17.000,00 titulares — Cr$ 8.500,00 aspirantes.

Esses valores valem inclusive para as anuidades em atraso (anos anteriores).

A Comissão de Defesa do Endoscopista (Instrumental) elaborou um questionário que distribuiremos aos membros da SOBED.

Enviamos correspondência ao presidente da SIED com resultado da consulta que fizemos aos Conselheiros da SOBED: Foram votados: Horácio Rubio (Argentina) e Glaciomar Machado (Brasil), cada um com 4 (quatro) votos, como candidatos à Presidente eleito da O.M.E.D. Foram votados também R. Degollado (México) – 2 votos e A. Peñaloza (Colombia) 1 voto.

Como o presidente da SOBED tem direito ao voto de desempate, de acordo com os estatutos, resolveu apoiar e indicar o Dr. Horácio Rubio.

Glaciomar Machado — [illegible], Secretário Geral SOBED

Fig. 6-12. Livro de Atas da SOBED – cópia da página 34.

Os titulares que enviaram os documentos exigidos dentro do prazo estipulado receberam os seus respectivos certificados de **Especialista em Endoscopia Digestiva.** A relação destes primeiros especialistas reconhecidos pela AMB foi enviada para a Diretoria da SOBED. Esta relação está reproduzida abaixo, em uma singela homenagem a estes pioneiros (Fig. 6-13).

Associação Médica Brasileira

Filiada à Associação Médica Mundial

CEP 01333 - Rua São Carlos do Pinhal 324 - Cx. Postal 8904

Tels. 289-7177, 289-7575, 289-7056, 289-7603 - Telex 1122208 - AMBR-BR

End. Telegr. "Brasmed" - São Paulo - Brasil

OF. 2050/83

São Paulo, 20 de dezembro de 1983

Ilmo. Sr.
Dr. Glaciomar Machado
Sociedade Brasileira de Endoscopia Digestiva
Rua Almirante Gonçalves, 35/501
22.060 - Rio de Janeiro -RJ.

Prezado Colega,

Estamos devolvendo os Títulos de Especialista em Endoscopia Digestiva dos Drs. abaixo relacionados:

SANTA CATARINA

. Antonio Carlos Ferreira da Cunha
. Antonio Carlos Koeche
. Almiro Jose Braga de Miranda Ramos
. Aluisio Condeixa Filho
. Alvaro Oliveira Souza Netto
. Edson Pedro da Silva
. Ismar Luiz Morelli
. Jorge Luiz Jorge
. Jose Manoel Medeiros
. Jose Nicácio da Silva
. Juarez Luiz Nogara
. Ligia Rocha de Luca
. Luiz Renato Faoro
. Odilson Borini
. Otávio Galvão Filho
. Waldomiro Dantas

Fig. 6-13. Relação dos primeiros membros titulares, Especialistas em Endoscopia Digestiva, reconhecidos pela AMB. *(Continua)*

Associação Médica Brasileira

Filiada à Associação Médica Mundial

CEP 01333 - Rua São Carlos do Pinhal 324 - Cx. Postal 8904

Tels. 289-7177, 289-7575, 289-7056, 289-7603 - Telex 1122208 - AMBR-BR

End. Telegr. "Brasmed" - São Paulo - Brasil

Cont... fls.02

RIO GRANDE DO SUL

√ . Raul Angelo Balbinotti
. Jose Martins Job
. Sabino Vieira Loguercio
. João Carlos Prolla
. Sidnei Henrique Pardo
. Nelson Pedrinho Ferrari
. Raul Ritter dos Santos
. Leo Rost Weiss
. Judite Dietz Furtado
. Ismael Maguilnik
√ . Raul Roberto Seibert
√ . Ada Regina Schenini
√ . Enio Fialho Carpes
√ . Alfredo Gilberto Boeira
√ . Paulo Eduardo Lopes Souto
. Marcos Aurelio Gimenez Alves
. Carlos Saul
√ . Ronaldo João Spinato Torresini
√ . JOSÉ PEDRO PIANCA SCANGARELLI

PARANÁ

. Olival Ronald Leitão
. Nelida Angelica K. Namizaki
. Júlio Cesar Pisani
. Trajano Reis Vieira Cavalcanti Filho
. Danilo Saad
. Rui Cesar de Oliveira
. Saburo Sugisawa
. Márcio Cesar Monte
. Luiz Felipe de Paula Soares
. Minao Okawa
. Renato Araujo Bonardi
. Paulo Fernando Lúcio Teixeira
. Faisal Jose Muarrek

Fig. 6-13. *(Continuação)*

Associação Médica Brasileira
Filiada à Associação Médica Mundial
CEP 01333 - Rua São Carlos do Pinhal 324 - Cx. Postal 8904
Tels. 289-7177, 289-7575, 289-7056, 289-7603 - Telex 1122208 - AMBR-BR
End. Telegr. "Brasmed" - São Paulo - Brasil

cont...fls.03

SÃO PAULO

. Akira Nakadaira
. Angelita Habr-Gama
. Antonio Frederico Novaes Magalhães
. Aloisio Antonio Costa Leite Carvalhaes
. Armando Purchio Filho
. Cirilo Luiz Pardo Meo Muraro
. Dured Fauaz
. Eduardo Villa Junior
. Eli Kahan Foigel
. Flávio Antonio Quilici
. Joao Carlos Sanches Aneas
. Joaquim Jose Gama Rodrigues
. Jose Eduardo Brunaldi
. Jose Luiz Pimenta Modena
. Júlio Jovino da Silva
. Kiyoshi Hashiba
. Luis Carlos Costa Pereira
. Paulo Roberto Arruda Alves
. Paulo Sakai
. Paulo Sergio Vargas Werneck
. Tadao Okagawa
. Raul Cutait
. Reginaldo Ceneviva
. Shinichi Ishioka
.

MINAS GERAIS

. Celso Afonso de Oliveira
. Daurin Narciso da Fonseca
. Dulmar Garcia de Carvalho
. Geraldo Ferreira Lima Junior
. Gilson Rossi Beltrão
. Jair Tavares Zanatelli
. Jeronimo Martins de Andrade
. João Guimarães Filho

Fig. 6-13. *(Continuação)*

Associação Médica Brasileira

Filiada à Associação Médica Mundial

CEP 01333 - Rua São Carlos do Pinhal 324 - Cx. Postal 8904

Tels. 289-7177, 289-7575, 289-7056, 289-7603 - Telex 1122208 - AMBR-BR

End. Telegr. "Brasmed" - São Paulo - Brasil

cont... fls.04

cont.MINAS GERAIS

. Jose Abilio de Almeida
. Jose Maria Mendes Moraes
. Jose Sebastião de Souza
. Jose Takara
. Luiz Carlos Bertges
. Milton Machado Mourão
. Paulo Afonso Leandro
. Ronaldo Miranda Correia
. Sebastião Lima Filho
. Silvio Pereira de Jesus
. Telma Celeste Araujo Dias do Nascimento
. Antonio Macedo de França Filho
. Alexandre Gomes Ferreira Neto
. Alencar Ribeiro Neto
. Carlos Alberto da Silva Barros

ESPIRITO SANTO

. Reginaldo de Souza Batista
. Etevaldo Gilson Scopel
. Luiz Sergio Emery Ferreira
. Jonas Ferreira Brandão
. Ubaldino de Souza Freitas
. EVANILO SILVA

RIO DE JANEIRO

. Silvando Barbalho Rodrigues
. Roberto Geraldes Morelli
. Paulo Antonio Borges Homem
. Santo Lo-Bianco
. Roberto Borges Trindade
. Isaac Goldenzon Filho
. Jose Figueiredo Penteado
. Gil Mendes de Salles
. Cleber Vargas
. Dante Martins Dorigo
. Burech Berul Abramovitch

Fig. 6-13. *(Continuação)*

Associação Médica Brasileira

Filiada à Associação Médica Mundial

CEP 01333 - Rua São Carlos do Pinhal 324 - Cx. Postal 8904

Tels. 289-7177, 289-7575, 289-7056, 289-7603 - Telex 1122208 - AMBR-BR

End. Telegr. "Brasmed" - São Paulo - Brasil

cont...fls.05

cont. RIO DE JANEIRO

. Carlos Alberto Correa Netto
. Roberto Santana Antunes
. Geraldo Augusto Pinto Venâncio
. Maria das Graças Dias da Silva
. Maeterlon Bernardes
. Luiz Osmar Lyra de Carvalho Bruno
. Gilberto Reynaldo Mansur
. Jose Flávio Ernesto Coelho
. Jose Augusto da Silva Messias
. João Batista Ribeiro
. Jose Narciso de Carvalho Neto
. Javier Ronald Flores Morelli
. Ivo Soares da Silva
. Paulo Roberto Dias
. Ricardo Francisco Favilla Ebecken
. Vilson de Lemos
. Sylvio Alexandre de Vidal Chaves
. Mário Fernando Bonin
. Luiz Antonio Lima Mikalauskas
. Glaciomar Machado
. Alexandre Abrão Neto
. Luiz Artur G. Juruena de Mattos
. Roberto Barbosa de Medeiros
. Jose Geraldo Alves de Menezes
. Luiz João Abrahão
. Luiz Carlos Duarte Monteiro
. Luiz Leite Luna
. Eliane Bordalo Cathala Esberard
. Eudoro Mattoso Berlinck
. Edson Jurado da Silva
. Diamantino Mendonça Rodrigues
. Maria Tibana
. Flávio Mauro Zawadzki
. Agostinho Paiva Masullo
. Luiz Antonio Tinoco
. Edno Luiz Carpi

Fig. 6-13. *(Continuação)*

Associação Médica Brasileira

Filiada à Associação Médica Mundial

CEP 01333 - Rua São Carlos do Pinhal 324 - Cx. Postal 8904
Tels. 289-7177, 289-7575, 289-7056, 289-7603 - Telex 1122208 - AMBR-BR
End. Telegr. "Brasmed" - São Paulo - Brasil

cont. fls.06

BAHIA

. Gladston Araujo Chagas Santos
. Antonio Fernandes da Silva
. Fernando Vitorio Costa
. Tereza Virginia Silva Bezerra
. Jece Freitas Brandão
. Carlos Roberto Miranda
. Arnaldo Motta Filho

PERNAMBUCO

PE . ~~Carlos Eugenio Gantois~~
~~. Evanilo Silva~~
PE . Fernando Tarciso Miranda Cordeiro
PE . Francisco Eustácio Ferandes Vieira
PE . Francisco Marcelo de Siqueira Cavalcanti
~~. José Pedro Piança Scangarelli~~
PE . Gustavo Jose Carneiro Leão
PE . Luiz Paulo Reis Galvão

CEARÁ

CE . Carlos Augusto Magalhães Studart Fonseca
CE . Carlos Eneas Soares Ricca
CE . Jose Ruver Lima Herculano
CE . Juarez Alves Sampaio
CE . Luiz Helder de Alencar Moreno
CE . Edgar Nadra Ary
CE . Augusto Jose de Araújo Lima
CE . José Humberto Ramalho Leite

RIO GRANDE DO NORTE

. Carlos Alberto Salustino Dutra
. Silverio Soares de Souza Neto
. Natanael de Oliveira Luz Neto
. Carlos dos Santos Fonseca
. Caio Cesar Wanderley Salem

Fig. 6-13. *(Continuação)*

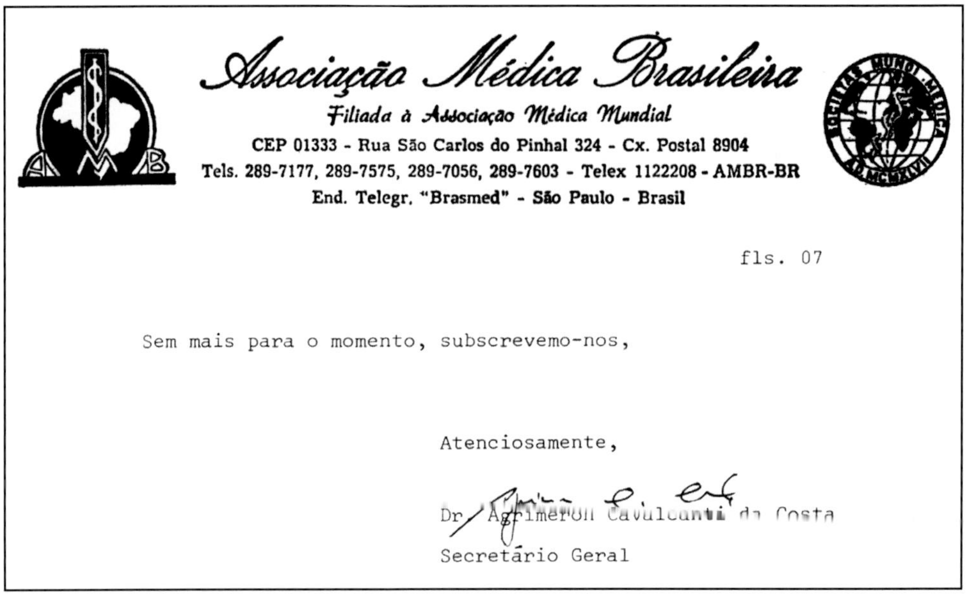

Associação Médica Brasileira

Filiada à Associação Médica Mundial

CEP 01333 - Rua São Carlos do Pinhal 324 - Cx. Postal 8904

Tels. 289-7177, 289-7575, 289-7056, 289-7603 - Telex 1122208 - AMBR-BR

End. Telegr. "Brasmed" - São Paulo - Brasil

fls. 07

Sem mais para o momento, subscrevemo-nos,

Atenciosamente,

Dr. Agrimeron Cavalcanti da Costa

Secretário Geral

Fig. 6-13. *(Continuação)*

Em relação ao **concurso para obtenção do título de especialista em endoscopia digestiva**, propriamente dito, a primeira parte, teórica, constava da interpretação de documentação de procedimentos endoscópicos (diapositivos) abrangendo esofagogastroduodenoscopia, colonoscopia, laparoscopia e colangiopancreatografia retrógrada, sendo aprovado o candidato que tivesse o mínimo de 70% de respostas corretas, portanto, apto a se submeter à segunda parte (prova prática) do concurso. Abaixo, cópia do gabarito da parte teórica do concurso (Fig. 6-14).

À época, ainda não era possível a documentação dos procedimentos endoscópicos em DVD; as imagens eram estáticas (diapositivos). É fácil imaginar a dificuldade adicional que essa limitação técnica representava para a sua interpretação correta pelos inscritos no concurso, mas, naquele momento, era o que melhor existia para avaliar os candidatos. Na lista de presença, reproduzida abaixo, vamos encontrar colegas em pleno exercício da especialidade nos dias de hoje, ao lado de outros que prestaram e que ainda estão prestando inestimáveis serviços à SOBED.

GABARITO

SOCIEDADE BRASILEIRA DE ENDOSCOPIA DIGESTIVA

ASSOCIAÇÃO MÉDICA BRASILEIRA

CONCURSO PARA CONCESSÃO DO TÍTULO DE ESPECIALISTA EM ENDOSCOPIA DIGESTIVA

(1a. Parte)

DIAPOSITIVO Nº	DIAGNÓSTICO
Esôfago-gastro-duodenoscopia - 1	Úlcera bulbo duodenal - parede superior/posterior
Laparoscopia - 2	Cirrose micronodular - hipert. portal
Gastroscopia - 3	Câncer gástrico - polipoide c/ áreas de necrose - antro
Colonoscopia - 4	Ceco normal c/ orifício apendicular
ERCP - 5	Coledocolitíase (dilatação do hepatocolédoco) - pancreatografia parcial normal.
Gastroscopia - 6	Varizes de fórnix - fibroscópio em "U turn".
7	Pancreatografia: tumor de corpo de pâncreas
8	Laparoscopia: cirrose macronodular

Fig. 6-14. Cópia do gabarito da parte teórica do I Concurso para Obtenção do Título de Especialista em Endoscopia Digestiva (Campinas, 1983). *(Continua)*

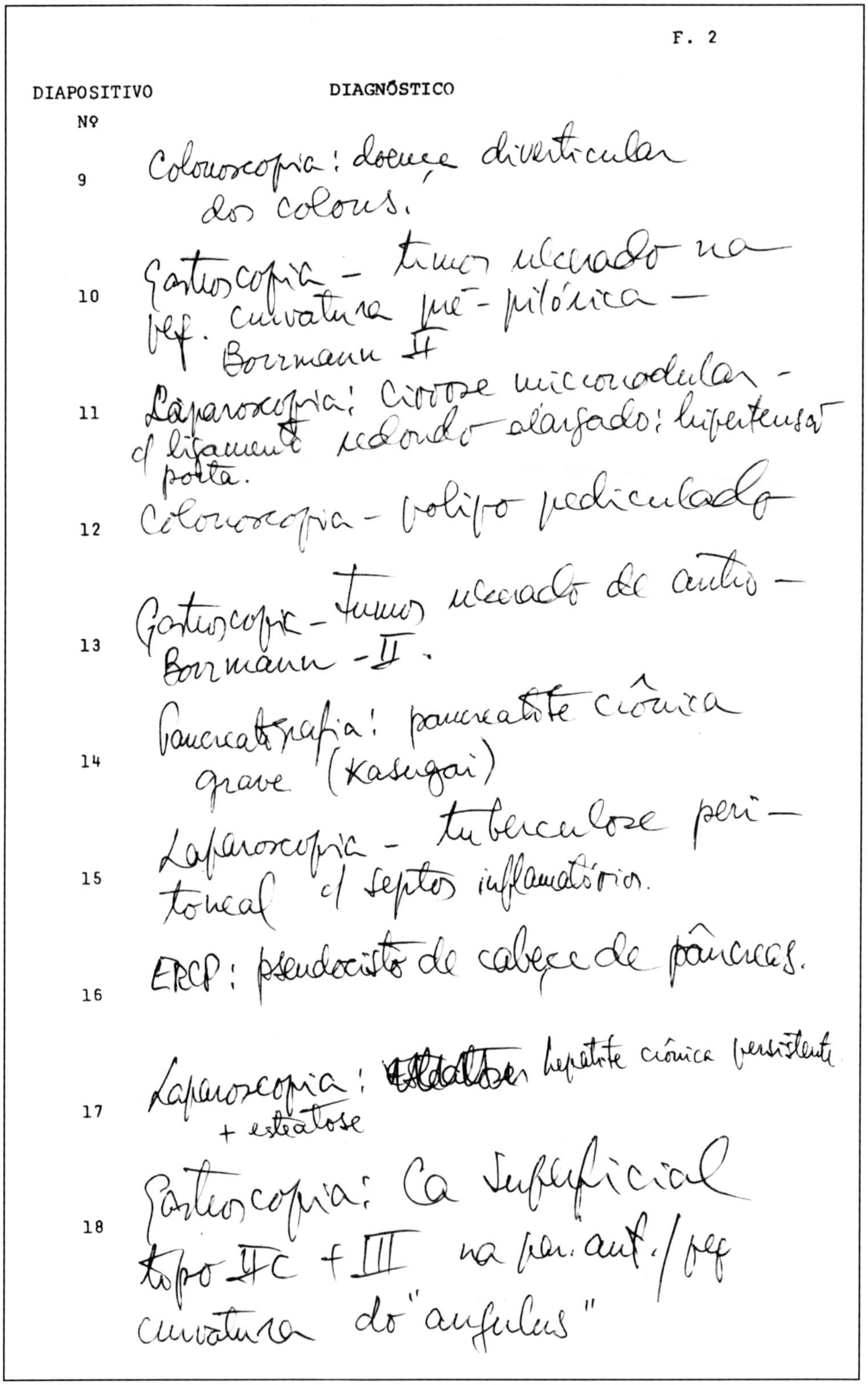

F. 2

DIAPOSITIVO Nº	DIAGNÓSTICO
9	Colonoscopia: doença diverticular dos colons.
10	Gastroscopia - tumor ulcerado na peq. curvatura pré-pilórica - Borrmann II
11	Laparoscopia: Cirrose micronodular - c/ ligamento redondo alargado: hipertensão porta.
12	Colonoscopia - pólipo pediculado
13	Gastroscopia - tumor ulcerado de antro - Borrmann - II.
14	Pancreatografia: pancreatite crônica grave (Kasugai)
15	Laparoscopia - tuberculose peritoneal c/ septos inflamatórios.
16	ERCP: pseudocisto de cabeça de pâncreas.
17	Laparoscopia: hepatite crônica persistente + esteatose
18	Gastroscopia: Ca superficial tipo IIc + III na par. ant./peq curvatura do "angulus"

Fig. 6-14. *(Continuação)*

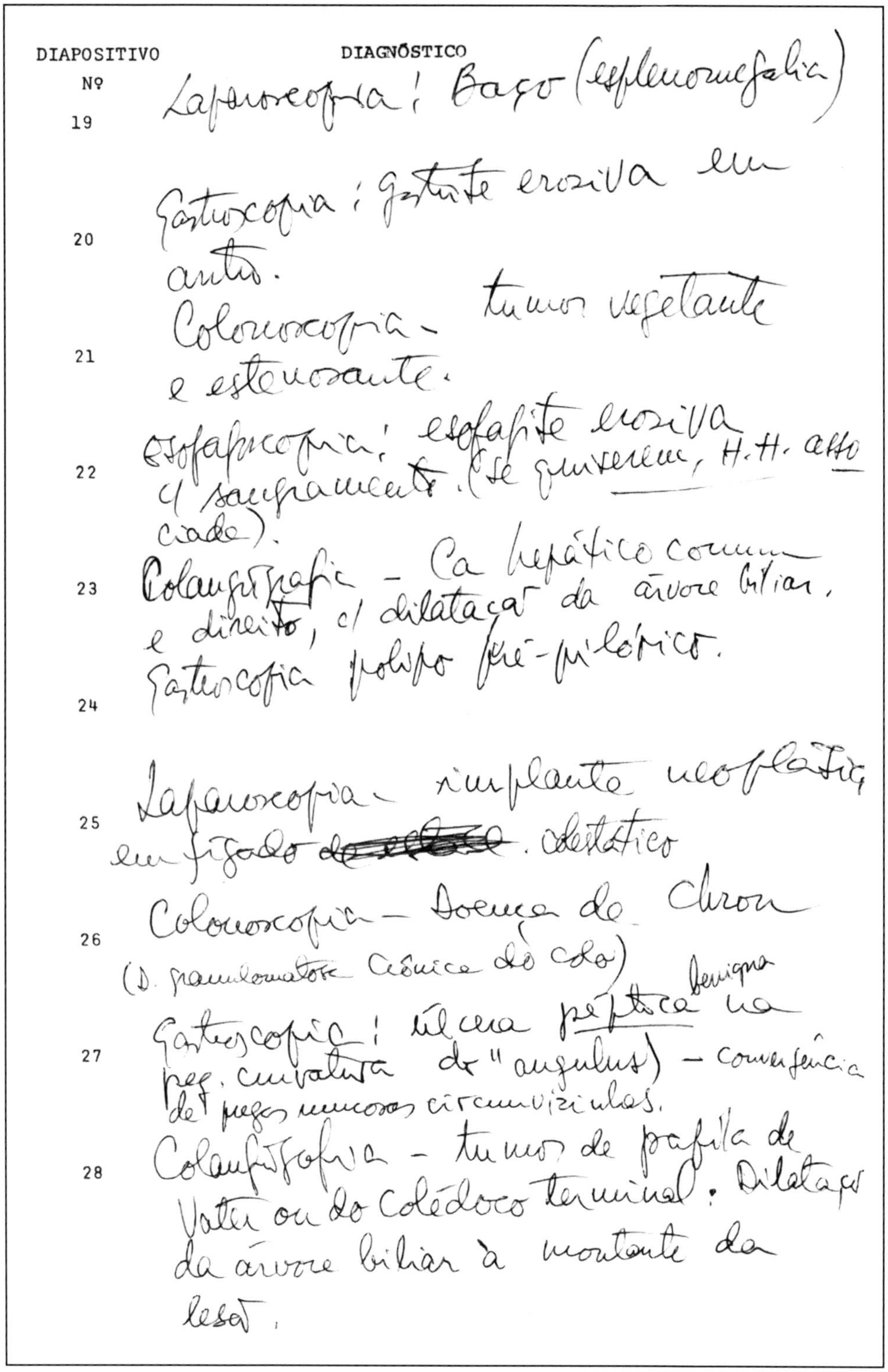
DIAPOSITIVO Nº — DIAGNÓSTICO

19 Laparoscopia: Baço (esplenomegalia)

20 Gastroscopia: gastrite erosiva em antro.

21 Colonoscopia - tumor vegetante e estenosante.

22 Esofagoscopia: esofagite erosiva c/ sangramento. (se quiserem, H.H. associada).

23 Colangiografia - Ca hepático comum e direito, c/ dilatação da árvore biliar.

24 Gastroscopia polipo pré-pilórico.

25 Laparoscopia - implante neoplásico em fígado ~~de [illegible]~~. metastático

26 Colonoscopia - Doença de Crohn (D. granulomatosa crônica do colo)

27 Gastroscopia: úlcera péptica benigna na peq. curvatura do "angulus") - conveniência de pegas mucosas circunvizinhas.

28 Colangiografia - tumor de papila de Vater ou do colédoco terminal: Dilatação da árvore biliar à montante da lesão.

Fig. 6-14. *(Continuação)*

F.4

DIAPOSITIVO Nº	DIAGNÓSTICO
29	Papila de Vater - saída de pus - colangite purulenta E.
30	Laparoscopia; tumor cístico de ovário E.
31	Colonoscopia - transverso normal.
32	Esofagoscopia - Varizes de médio calibre
33	Gastroscopia - úlcera hemorrágica (coágulos aderido no fundo -) na parede anterior do corpo (aparelho em retrovisão)
34	Papila de Vater protrusa da superfície lisa; cálculo encravado? tumor submucoso?
35	Laparoscopia - Carcinomatose peritoneal implante tumoral em meso ou alça? Epíplon
36	Gastroscopia - Hiato esofageano alargado. Aparelho em "U turn". Hérnia hiatal.
37	Colonoscopia; tumor estenosante de C. descendente ou ascendente.
38	Gastroscopia; piloro duplo.

Fig. 6-14. *(Continuação)*

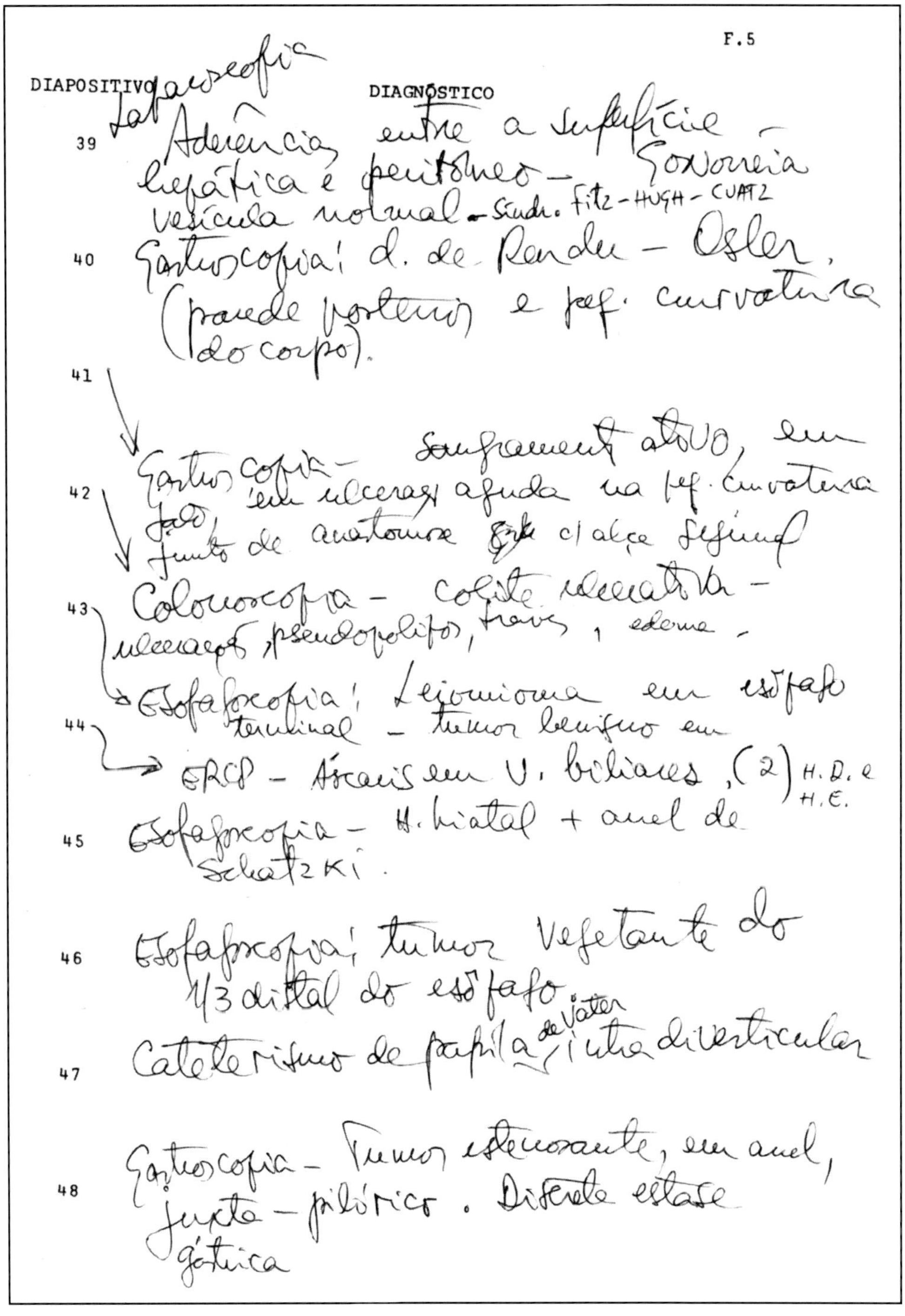
F.5

DIAPOSITIVO Laparoscopia DIAGNÓSTICO

39 Aderência entre a superfície hepática e peritônio — Gonorréia vesícula normal — Sínd. Fitz-Hugh-Curtz

40 Gastroscopia: d. de Rendu-Osler. (parede posterior e peq. curvatura do corpo).

41 Gastroscopia — Sangramento ativo, em úlceras agudas na peq. curvatura

42 junto da anastomose gastro c/ alça jejunal

43 Colonoscopia — colite ulcerativa — ulcerações, pseudopólipos, traves, edema.

Esofagoscopia: Leiomioma em esôfago terminal — tumor benigno em

44 ERCP — Áscaris em V. biliares, (2) H.D. e H.E.

45 Esofagoscopia — H. hiatal + anel de Schatzki.

46 Esofagoscopia: tumor vegetante do 1/3 distal do esôfago.

47 Cateterismo de papila de Vater, intra diverticular

48 Gastroscopia — Tumor estenosante, em anel, justa-pilórico. Discreta estase gástrica

Fig. 6-14. *(Continuação)*

F.6

DIAPOSITIVO Nº	DIAGNÓSTICO
49	Papila de Vater protusa; cálculo encravado? tumor submucoso?
50	Colonoscopia: polipose (múltiplos pólipos sésseis e pequenos).

NOME DO CANDIDATO:

ASSINATURA:

COMISSÃO EXAMINADORA	ASSINATURA	NOTA
José de Paula Lopes Pontes (Presidente)		
Glaciomar Machado		
Ismael Maguilnik		
Kyioshi Hashiba		
NOTA FINAL		

Campinas, 20 de outubro de 1983.

Fig. 6-14. *(Continuação)*

Concluímos este capítulo homenageando, com a lista de presença, todos aqueles que enfrentaram o desafio e se inscreveram no primeiro concurso para obtenção do título de Especialista em Endoscopia Digestiva (Fig. 6-15).

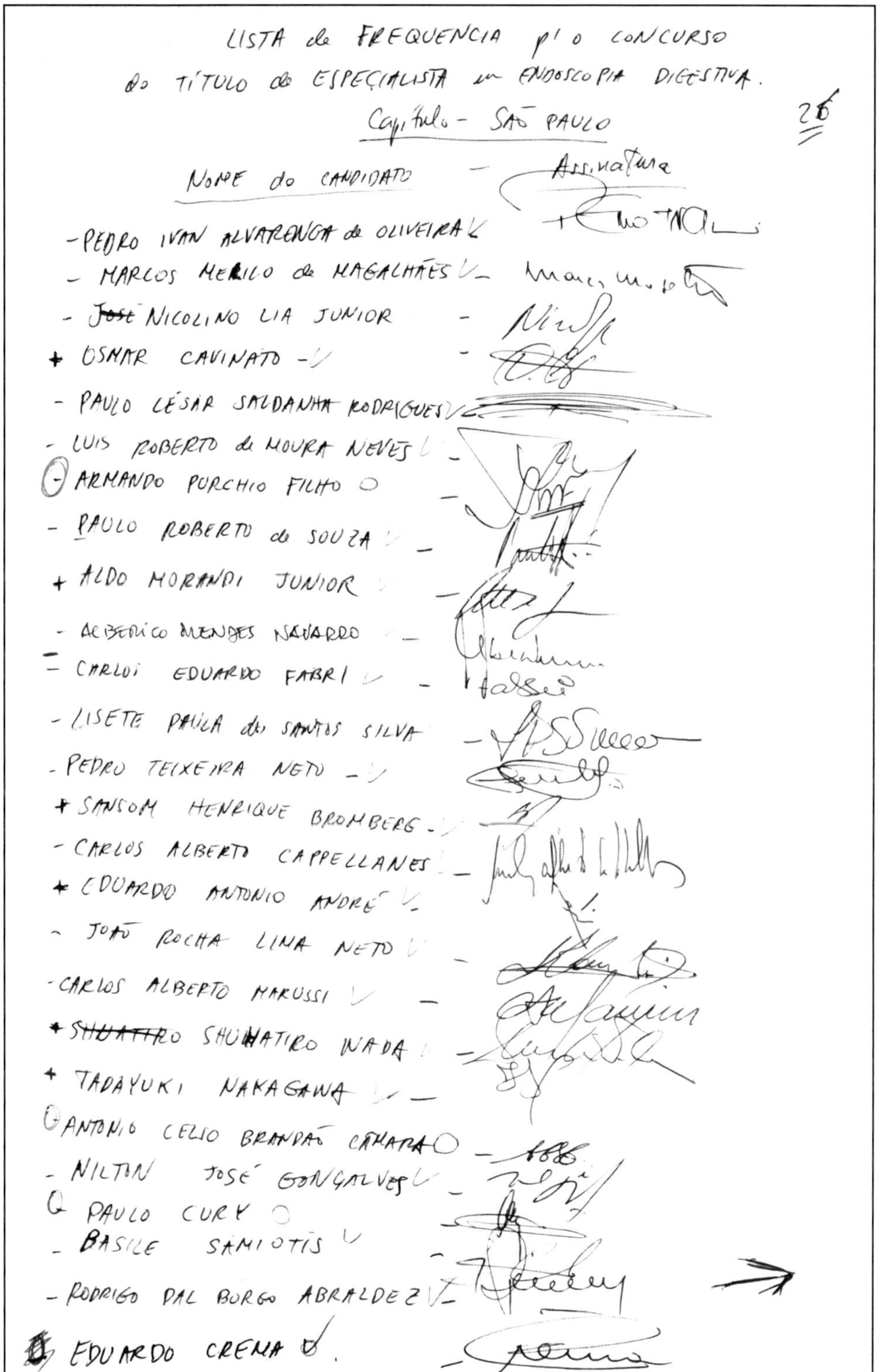

LISTA de FREQUENCIA p/ o CONCURSO do TÍTULO de ESPECIALISTA em ENDOSCOPIA DIGESTIVA.

Capítulo - SÃO PAULO 26

NOME do CANDIDATO - Assinatura

- PEDRO IVAN ALVARENGA de OLIVEIRA
- MARCOS MERILO de MAGALHÃES
- NICOLINO LIA JUNIOR
+ OSMAR CAVINATO
- PAULO CÉSAR SALDANHA RODRIGUES
- LUIS ROBERTO de MOURA NEVES
(-) ARMANDO PURCHIO FILHO
- PAULO ROBERTO de SOUZA
+ ALDO MORANDI JUNIOR
- ALBERICO MENDES NAVARRO
- CARLOS EDUARDO FABRI
- LISETE PAULA dos SANTOS SILVA
- PEDRO TEIXEIRA NETO
+ SANSOM HENRIQUE BROMBERG
- CARLOS ALBERTO CAPPELLANES
+ EDUARDO ANTONIO ANDRÉ
- JOÃO ROCHA LIMA NETO
- CARLOS ALBERTO MARUSSI
+ SHUHATIRO IWADA
+ TADAYUKI NAKAGAWA
(-) ANTONIO CELIO BRANDÃO CÂMARA
- NILTON JOSÉ GONÇALVES
(-) PAULO CURY
- BASILE SAMIOTIS
- RODRIGO DAL BORGO ABRALDEZ
EDUARDO CREMA

Fig. 6-15. Lista de presença dos sobedianos que se submeteram ao I Concurso para Obtenção do Título de Especialista em Endoscopia Digestiva (Campinas, 1983). *(Continua)*

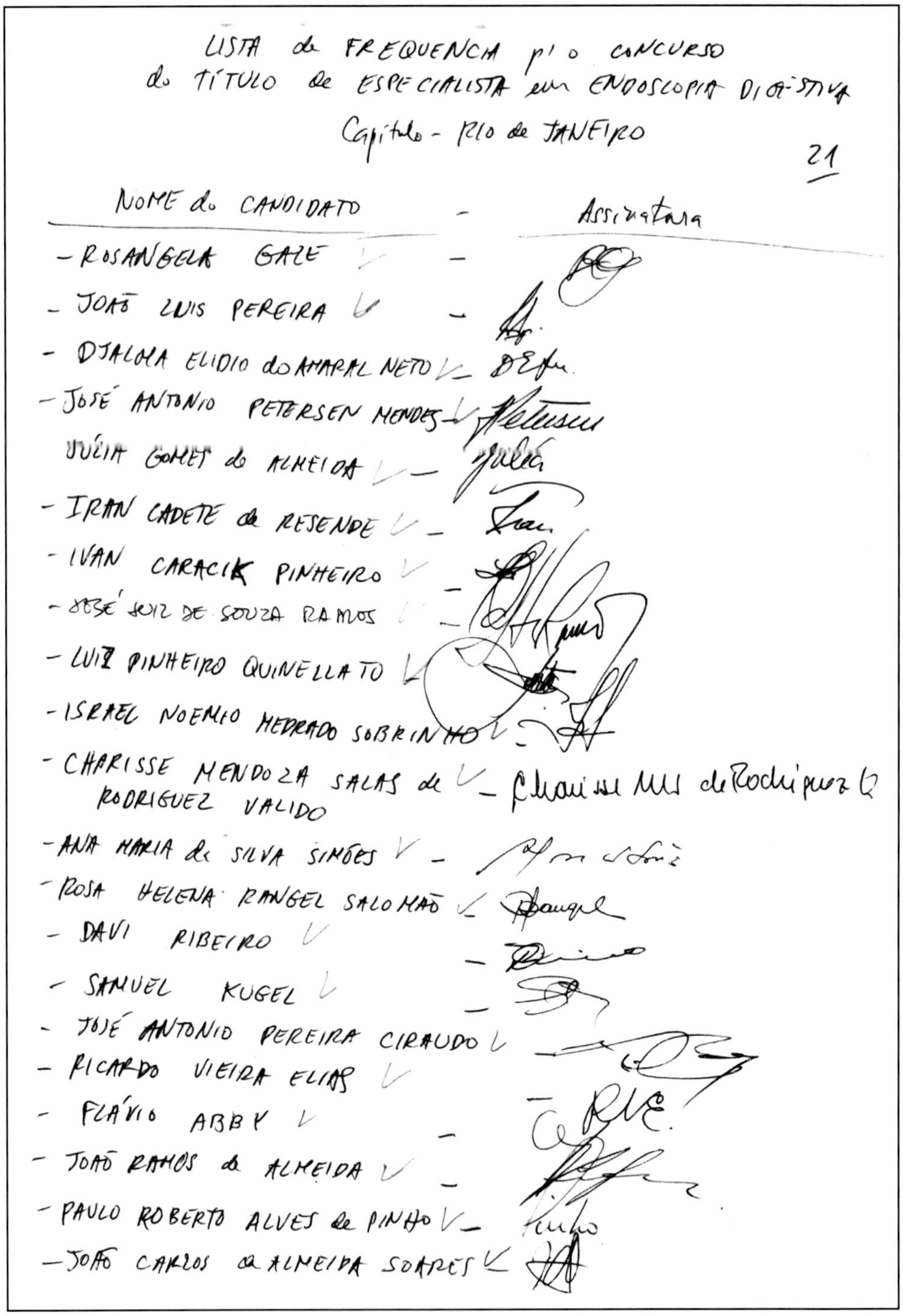

LISTA de FREQUENCIA p/ o CONCURSO
do TÍTULO de ESPECIALISTA em ENDOSCOPIA DIGESTIVA
Capítulo - RIO de JANEIRO

21

NOME do CANDIDATO	Assinatura
- ROSANGELA GAZE ✓	[illegible]
- JOÃO LUIS PEREIRA ✓	[illegible]
- DJALMA ELIDIO do AMARAL NETO ✓	[illegible]
- JOSÉ ANTONIO PETERSEN MENDES ✓	Petersen
JÚLIA GOMES de ALMEIDA ✓	Julia
- IRAN CADETE de RESENDE ✓	Iran
- IVAN CARACIK PINHEIRO ✓	[illegible]
- JOSÉ LUIZ DE SOUZA RAMOS ✓	[illegible]
- LUIZ PINHEIRO QUINELLATO ✓	[illegible]
- ISRAEL NOEMIO MEDRADO SOBRINHO ✓	[illegible]
- CHARISSE MENDOZA SALAS de RODRIGUEZ VALIDO ✓	Charisse MS de Rodriguez [illegible]
- ANA MARIA da SILVA SIMÕES ✓	[illegible]
- ROSA HELENA RANGEL SALOMÃO ✓	Rangel
- DAVI RIBEIRO ✓	[illegible]
- SAMUEL KUGEL ✓	[illegible]
- JOSÉ ANTONIO PEREIRA CIRAUDO ✓	[illegible]
- RICARDO VIEIRA ELIAS ✓	RVE
- FLÁVIO ABBY ✓	[illegible]
- JOÃO RAMOS de ALMEIDA ✓	[illegible]
- PAULO ROBERTO ALVES de PINHO ✓	Pinho
- JOÃO CARLOS de ALMEIDA SOARES ✓	[illegible]

Fig. 6-15. *(Continuação)*

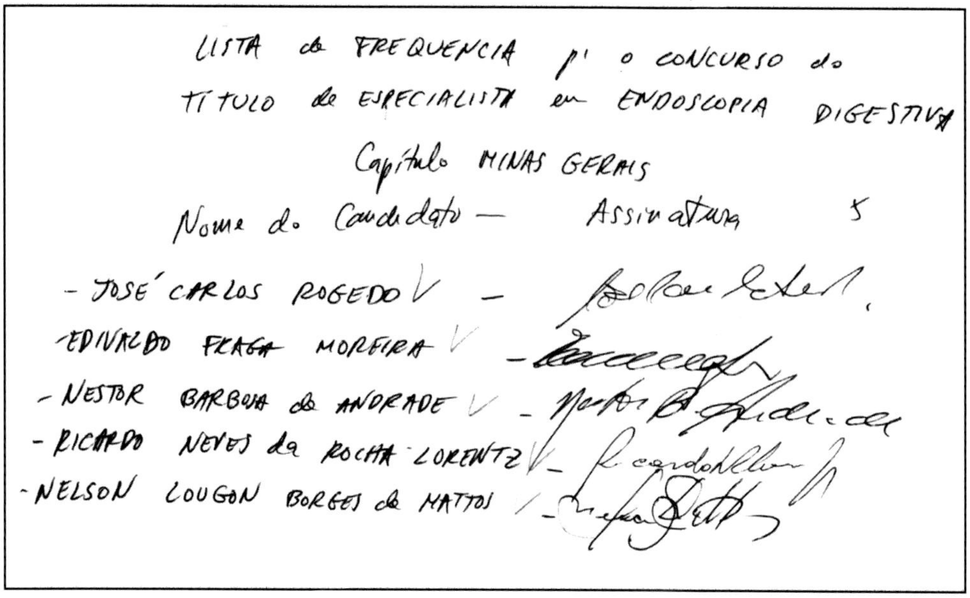

LISTA de FREQUENCIA p/ o CONCURSO do
TITULO de ESPECIALISTA em ENDOSCOPIA DIGESTIVA
Capítulo MINAS GERAIS
Nome do Candidato — Assinatura 5
- JOSÉ CARLOS ROGEDO ✓ —
- EDIVALDO FRAGA MOREIRA ✓ —
- NESTOR BARBOSA de ANDRADE ✓ —
- RICARDO NEVES da ROCHA LORENTZ ✓ —
- NELSON LOUGON BORGES de MATTOS ✓ —

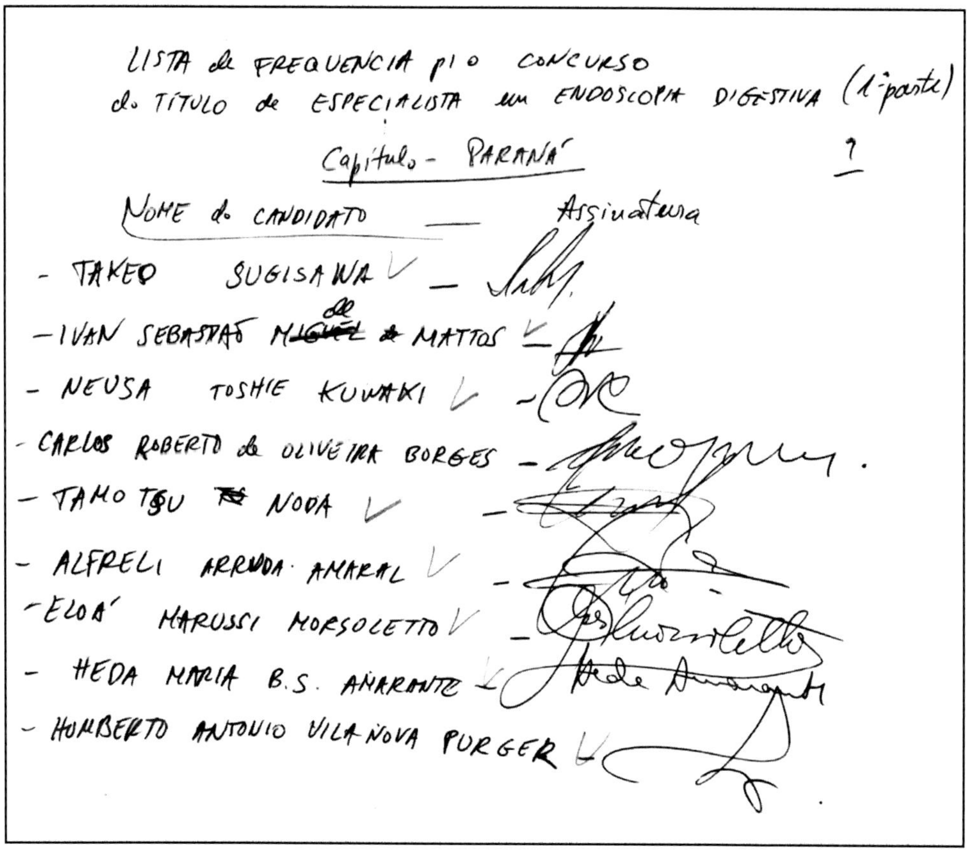

LISTA de FREQUENCIA p/ o CONCURSO
do TITULO de ESPECIALISTA em ENDOSCOPIA DIGESTIVA (1ª parte)
Capítulo - PARANÁ 7
NOME do CANDIDATO — Assinatura
- TAKEO SUGISAWA ✓ —
- IVAN SEBASTIÃO ~~MIGUEL~~ de MATTOS ✓ —
- NEUSA TOSHIE KUWAKI ✓ —
- CARLOS ROBERTO de OLIVEIRA BORGES —
- TAMOTSU NODA ✓ —
- ALFREDO ARRUDA AMARAL ✓ —
- ELOÁ MARUSSI MORSOLETTO ✓ —
- HEDA MARIA B.S. AMARANTE ✓ —
- HUMBERTO ANTONIO VILA NOVA PURGER ✓

Fig. 6-15. *(Continuação)*

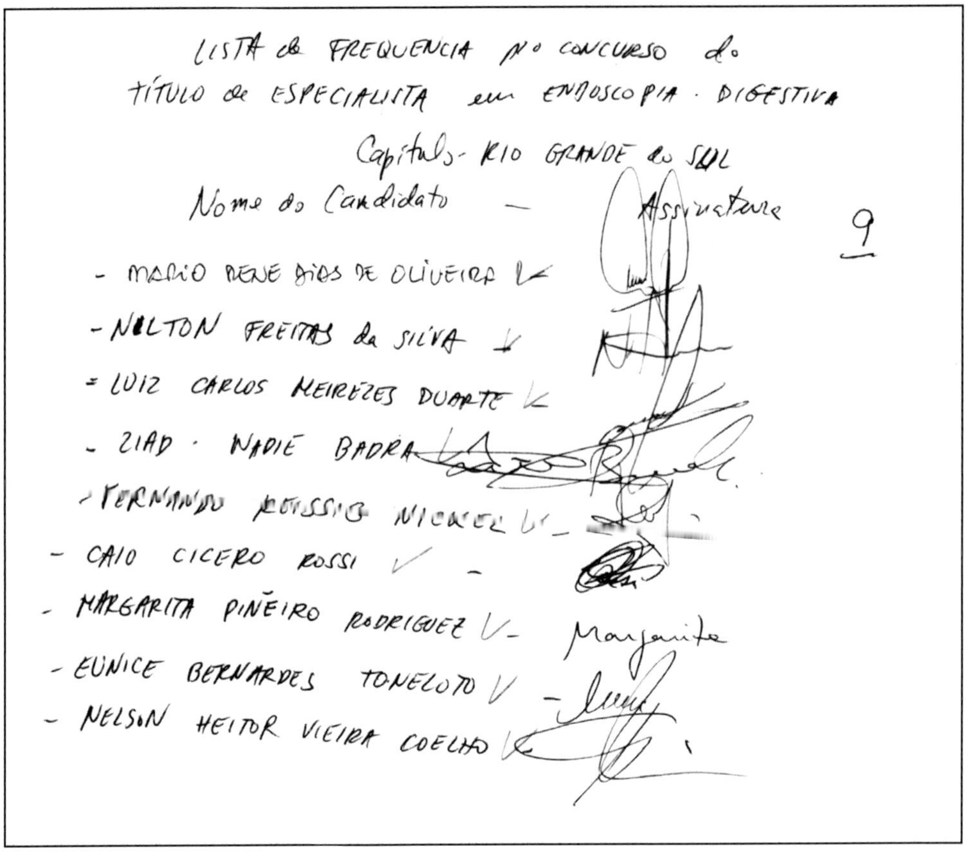

LISTA de FREQUENCIA NO CONCURSO do
TÍTULO de ESPECIALISTA em ENDOSCOPIA DIGESTIVA
Capítulo - RIO GRANDE do SUL
Nome do Candidato — Assinatura 9

- MARIO RENE DIAS DE OLIVEIRA
- NILTON FREITAS da SILVA
- LUIZ CARLOS MEIRELES DUARTE
- ZIAD NADIÉ BADRA
- FERNANDO ROSSIG NICKEL
- CAIO CICERO ROSSI
- MARGARITA PIÑEIRO RODRIGUEZ — Margarita
- EUNICE BERNARDES TONELOTO
- NELSON HEITOR VIEIRA COELHO

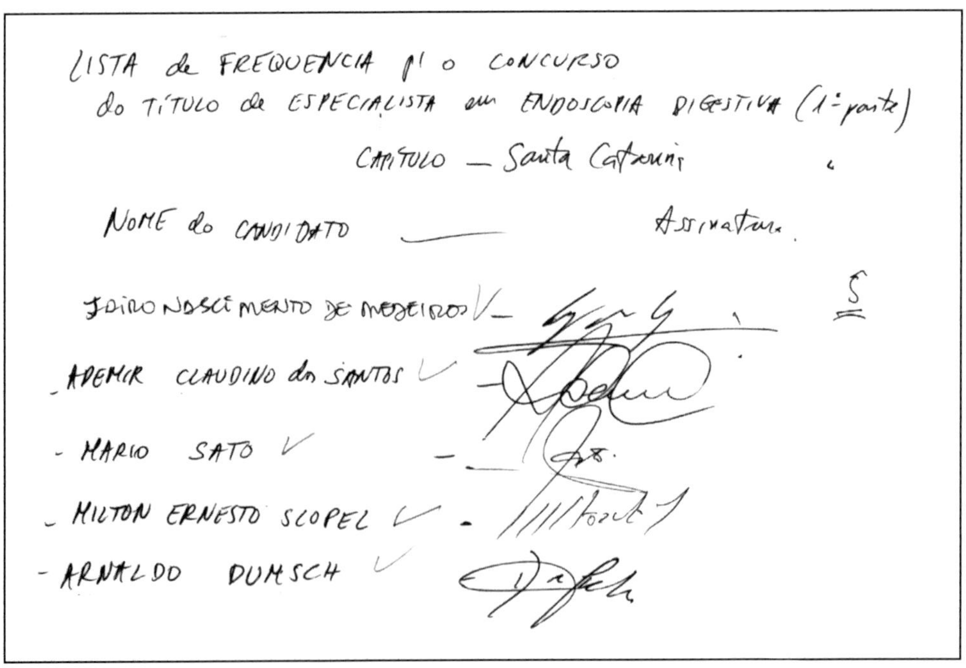

LISTA de FREQUENCIA p/ o CONCURSO
do TÍTULO de ESPECIALISTA em ENDOSCOPIA DIGESTIVA (1ª parte)
CAPÍTULO — Santa Catarina
NOME do CANDIDATO — Assinatura 5

- JAIRO NASCIMENTO DE MEDEIROS
- ADEMIR CLAUDINO dos SANTOS
- MARIO SATO
- MILTON ERNESTO SCOPEL
- ARNALDO DUMSCH

Fig. 6-15. *(Continuação)*

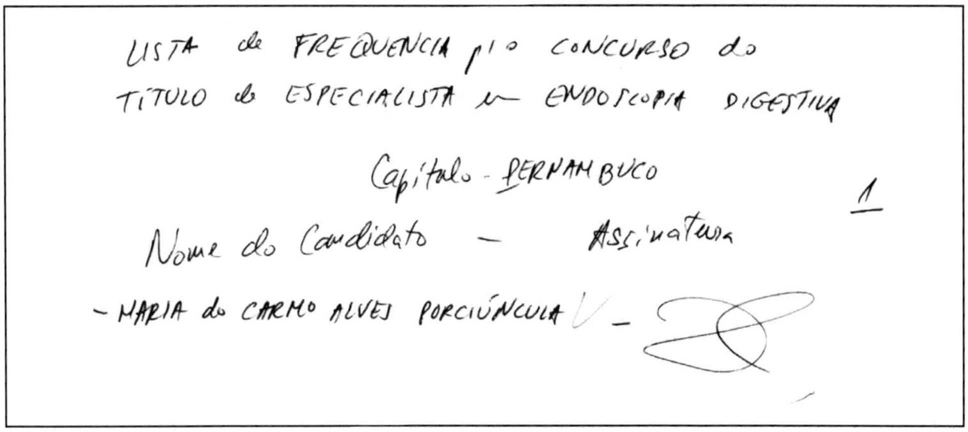

LISTA de FREQUÊNCIA p/o CONCURSO do
TÍTULO de ESPECIALISTA em ENDOSCOPIA DIGESTIVA

Capítulo - PERNAMBUCO

1

Nome do Candidato – Assinatura

- MARIA do CARMO ALVES PORCIÚNCULA V –

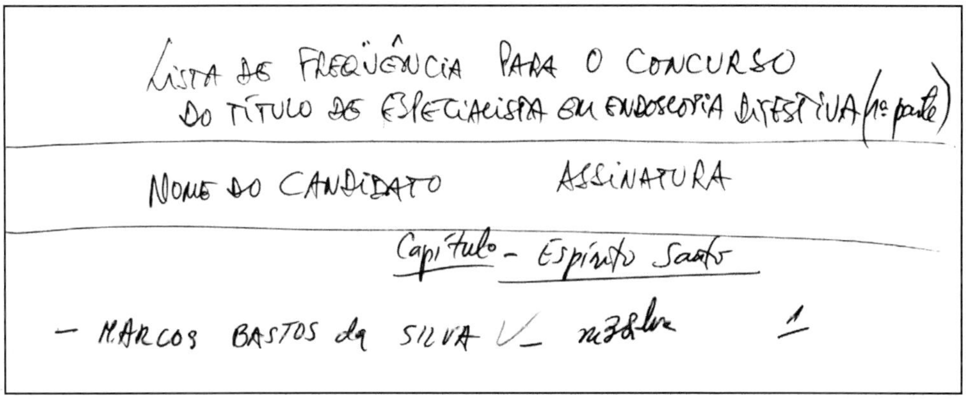

LISTA DE FREQÜÊNCIA PARA O CONCURSO
DO TÍTULO DE ESPECIALISTA EM ENDOSCOPIA DIGESTIVA (1ª parte)

NOME DO CANDIDATO ASSINATURA

Capítulo - Espírito Santo

- MARCOS BASTOS da SILVA V –

1

Fig. 6-15. *(Continuação)*

7 A AQUISIÇÃO DA SEDE DA SOBED (1988)

Kiyoshi Hashiba

Sempre estranhei o quão pouco se falou da sede da SOBED. Lá se vão quase 30 anos! Agradeço esta oportunidade à visão do amigo Glaciomar Machado, que achou que o assunto merecia ser lembrado.

Dentre os projetos da minha candidatura à Presidência da SOBED, lançada em 1986, um deles era a aquisição da Sede da SOBED, em definitivo e fixa. A Presidência que assumi em 1988 foi a oportunidade de consolidar esse sonho. Eu achava que um dos entraves para o desenvolvimento maior e rápido da Sociedade era o fato de ela não ter um "cantinho" seu para arquivar o seu passado e facilitar atos administrativos.

Até então, cada Presidente que assumia o posto maior, capitaneava da sua cidade e para lá levava o pouco que a Sociedade tinha de documentação, estatuto, livro de atas e outras coisas mais.

Imagine como era entrar em contato com a secretaria da Sociedade. Por mais organizado que fosse o Presidente, a sua secretaria demorava um certo tempo para poder exercer o cargo e, quando tinha organizado alguma coisa, a gestão já estava terminando. Nem se fale da tesouraria, já que cada Presidente abria a conta da SOBED no seu banco. Cobrança automática, nem pensar.

Além disso, havia uma dificuldade quanto ao CNPJ ambulante. Uma das pessoas mais próximas que eu tinha e tenho era o Dr. José de Souza Meirelles, mestre e amigo, que aprovava a ideia, mas disse que de negócios não entendia e aconselhou-me a falar com o Schlioma Zaterka, amigo de longa data e que conservo até hoje, e foi o que fiz.

Como eu tinha acabado de mudar o meu serviço privado para o Hospital Sírio Libanês, a convite do Prof. Daher E. Cutait, eu achava que a sede deveria ser em zona central e, se possível, perto do Sírio, já que naquela área se concentravam muitos consultórios de médicos, principalmente nas ruas Itapeva e Itacolomi.

O Zaterka também aprovou a ideia e, como tínhamos uma sobra do Congresso Mundial de 1986, parecia uma interessante iniciativa. Comecei a procurar, quando o próprio Zaterka viu que tinha um primo que era construtor e tinha um prédio sendo erguido na rua Peixoto Gomide. Lá fomos nós e, no início, pareceu uma área muito pequena. A vantagem é que o dinheiro dava, já que o seu custo era de Cr$ 20.000,00, (vinte mil cruzeiros) aos preços da época. Regateamos um pouco, e o negócio foi fechado por 17.000,00 (dezessete mil cruzeiros), pagos à vista.

É claro que a Sociedade, sendo presidencialista, deu margem a muitas críticas, já que seria mais confortável para os presidentes seguintes manejar a sede na sua cidade. Cheguei a dizer que, em gestões posteriores, a sede poderia ser vendida com lucro e que teria sido uma boa aplicação, já que, em pouco tempo, creio que um ano, ela valia cerca de seis vezes mais.

Discutia-se, também, os gastos com deslocamento do presidente, mas acabou prevalecendo o bom senso, uma vez que a pequena estrutura montada em minha gestão mostrava-se eficiente, permitindo arquivar documentos, organizar a secretaria e, com mais dificuldade, a tesouraria.

Havia muitas anuidades em atraso e, tendo uma central de atendimento, tornou-se possível melhorar o controle, que era péssimo. Eu não tinha recebido livro caixa, extratos e coisas que tais. O Isaac Glezer foi meu tesoureiro, mas também não conseguiu organizar o setor. Creio que isso só começou a assumir forma com o Giovani Bemvenutti, que me sucedeu.

A estrutura cresceu tanto, e a valorização do imóvel permitiu adquirir, com recursos próprios, uma nova sede mais ampla no mesmo prédio onde estamos até hoje, como fez Artur Parada em sua gestão.

Finalizo esta oportunidade de contar sobre a sede, abordando um ponto dos mais importantes para a vida de uma entidade societária. Ter contatos de modo fácil entre seus membros e com as entidades maiores foi, é e será sempre um aspecto muito importante, e a sua falta se fazia sentir.

Em minha opinião, as dificuldades nesse campo é que resultaram na perda da condição de Especialidade da SOBED, que não recuperamos até hoje. Nesse tempo, a AMB fazia gestões a respeito do número de especialidades que compunha o CME, discutindo filiada por filiada, e a nossa Sociedade não pode atender a demanda da entidade chefe. O nosso núcleo central estava distante, sem diálogo, e parece ter havido dificuldade de entendimento entre os componentes da Diretoria.

Diferentemente, hoje há espaço para reuniões decisórias, e isso ocorre até extraordinariamente. Não puxando a “brasa para a minha sardinha”, acho que a aquisição da sede foi uma decisão muito importante, que muito ajudou a SOBED a chegar ao patamar de hoje, com representatividade inegável.

8 SOCIEDADE BRASILEIRA DE ENDOSCOPIA DIGESTIVA – UMA VISÃO ATUAL

Flavio H. Ejima
Gustavo W. Ejima
Ricardo A. Dib
Thiago F. Secchi

A SOBED, sociedade sem fins lucrativos, apresentou um crescimento significativo ao longo dos anos, com uma movimentação financeira de aproximadamente 3,5 milhões de reais, caracterizando uma empresa de médio porte, mas com uma estrutura física e recursos humanos de pequeno porte.

A atual gestão (Fig. 8-1) modificou alguns pontos que acreditávamos ser essenciais para a condução e pensando em um projeto, que foi iniciado em gestões anteriores de um planejamento estratégico, para o fortalecimento e crescimento da sociedade, e que tem sido conduzido pelo Dr. Fábio Segal.

SOBED Gestão 2017-2018

FLAVIO HAYATO EJIMA	DF PRESIDENTE
JAIRO SILVA ALVES	MG VICE-PRESIDENTE
AFONSO CELSO DA SILVA PAREDES	RJ 1º SECRETÁRIO
RICARDO RANGEL DE PAULA PESSOA	CE 2º SECRETÁRIO
THIAGO FESTA SECCHI	SP 1º TESOUREIRO
EDUARDO NOBUYUKI USUY JUNIOR	SC 2º TESOUREIRO
RICARDO ANUAR DIB	SP DIRETOR DE SEDE

Fig. 8-1.

A contratação de uma gerente administrativa, que ordenou os recursos humanos, a relação com as outras sociedades e com os nossos parceiros de trabalho, nos auxiliou de forma bastante positiva com o projeto de crescimento que a SOBED almeja, com o objetivo de melhorar a qualidade da endoscopia digestiva (Fig. 8-2).

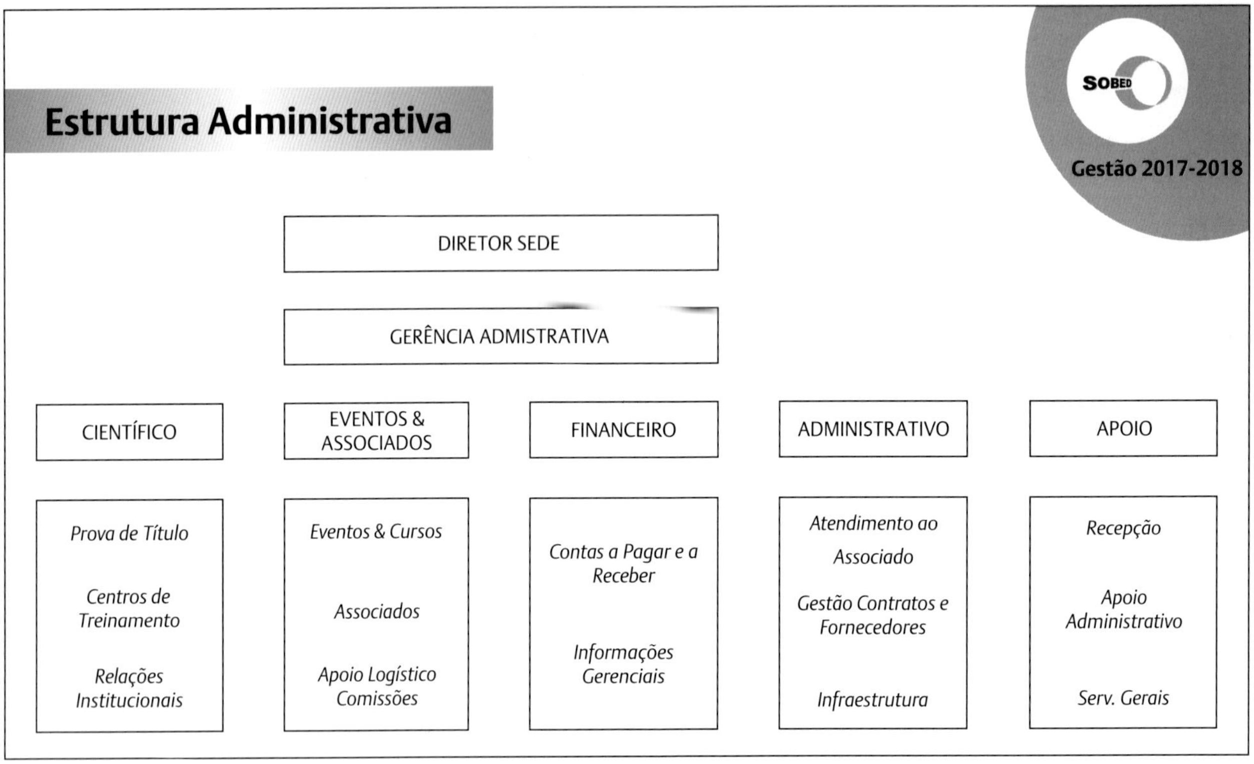

Fig. 8-2.

O número de associados quites vem aumentando de forma significativa (Fig. 8-3), mas acreditamos ser aquém das possibilidades da entidade e estamos implementando várias estratégias para atrair o maior número de colegas endoscopistas. Para isso as mudanças precisam ser, inclusive, estruturais.

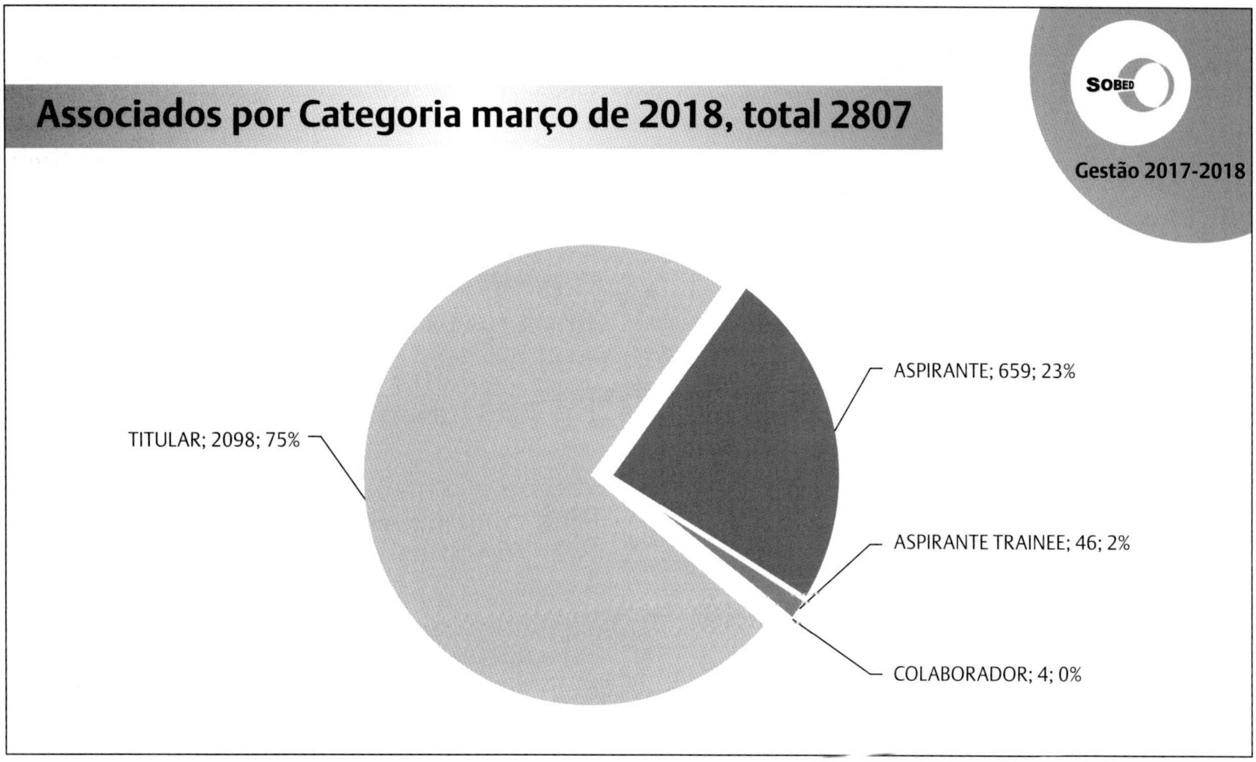

Fig. 8-3.

A mudança do jurídico da SOBED, com a contratação do escritório de advocacia Bullón e Albuquerque Advogados Associados, com grande *expertise* em assuntos relacionados a sociedades de especialidades médicas, inclusive com atuação na esfera jurídica do CFM, tem dado respostas rápidas e precisas a todas as demandas jurídicas. Além do apoio permanente aos associados e estaduais quanto às questões do direito médico e civil, com informativos periódicos, atendimento às necessidades específicas por meio eletrônico e *in loco*, como os recentes problemas com a enfermagem e os farmacêuticos, também está sendo elaborada uma revisão profunda no estatuto da entidade, que apresentou pequenas modificações ao longo desses anos. O estatuto deverá ser elaborado pela acessoria jurídica e pela comissão eleitoral e de estatutos, com apresentação na SBAD 2018 e aprovação após discussão na SBAD 2019.

A diretoria executiva da SOBED tem trabalhado de maneira bastante democrática entre os seus membros e todas as comissões e terceiros, com as decisões sendo tomadas com aval e conhecimento do grupo, além de contar com uma estrutura administrativa eficaz.

As nossas comissões estatutárias e não estatutárias têm trabalhado diuturnamente para conduzir e dar uma resposta imediata aos nossos associados, tanto cientificamente como nas suas necessidades de defesa profissional e nas relações com as outras entidades.

A comissão do título de especialista, presidida pelo Dr. Paulo Fernando Souto Bittencourt, sugeriu a contratação de uma assessoria especializada na análise estatística de avaliações, com o objetivo de garantir maior qualidade e equilíbrio na distribuição dos conhecimentos e grau de dificuldade nas questões, utilizando ferramentas estatísticas apropriadas, além de realizarem treinamento da equipe de forma a garantir a perpetuação e aplicabilidade dos conceitos. A procura pela prova do título tem aumentado em virtude da importância que vem obtendo junto à saúde suplementar, além da necessidade de título para ser responsável técnico dos serviços de endoscopia (Fig. 8-4).

Título de Especialista em Endoscopia

SOBED Gestão 2017-2018

Contratação de Assessoria Especializada na análise estatística de avalições. Objetivo é garantir maior equidade e equilibro na distribuição dos conhecimentos e grau de dificuldade nas questões, utilizando-se de ferramentas estatística apropriadas. Treinamento da equipe de forma a garantir a perpetuação e aplicabilidade dos conceitos.

Concurso	Inscritos	Aprov. Teórica	Reprov. Teórica	% Aprov.	Aprov. Prática	Reprov. Prática	% Aprov.
SBAD MG 2016	116	50 (20 sem prática)	44	60%	38	13	74%
Simpósio ES 2017	114	71	42	62%	58	13	82%
SBAD DF 2017	143	**76**	**65**	**53%**	**64**	**10**	**86%**
Simpósio PB 2018	**143**						

Fig. 8-4.

A comissão de centros de treinamento, conduzida pelo Dr. Admar Borges Junior, tem realizado um trabalho brilhante com os atuais 34 centros de treinamento (Fig. 8-5), que tem sido responsáveis por um número significativo de endoscopistas de alta qualidade formados no país.

Avaliação e Credenciamento de Centros de Ensino e Treinamento

SOBED
Gestão 2017-2018

REGIÃO	UF	Total por UF	Total por Região
NORDESTE	BA	1	
	PE	3	4
SUDESTE	MG	6	
	RJ	2	
	SP	20	28
SUL	PR	2	2
Total Geral		34	

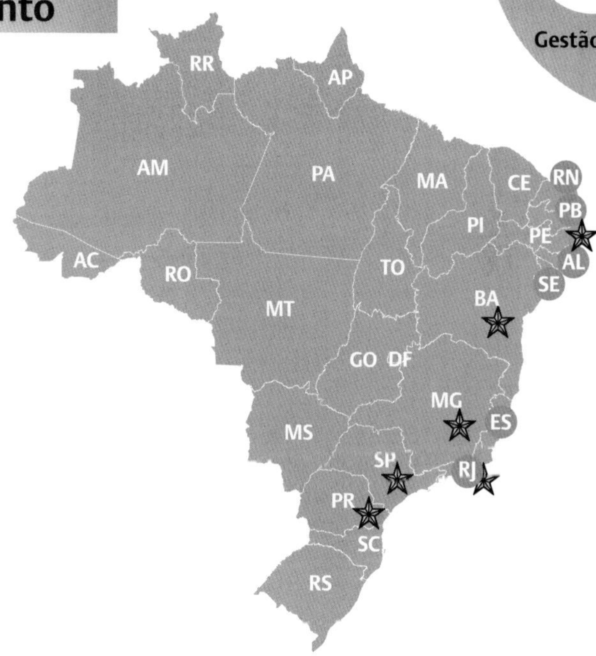

Fig. 8-5.

A comissão científica e editorial, presidida pelo Dr. Angelo Ferrari já realizou, até o momento, a edição de três livros: um livro de "Autoavaliação" editorada pelos membros da comissão científica e doados a todos os associados quites da SOBED durante a SBAD 2017 (Fig. 8-6); o livro-texto "Tratado Ilustrado de Endoscopia Digestiva", editado pelo Dr. Marcelo Averbach, e um livro de "Atualização em Endoscopia Digestiva sobre Hemorragia Digestiva", com o Dr. Luiz Leite Luna como editor (Fig. 8-7).

Atualmente, o Dr. Luna está editando dois livros de atualização, e o Dr. Glaciomar Machado está escrevendo "A História da SOBED", todos eles com lançamento previsto para 2018.

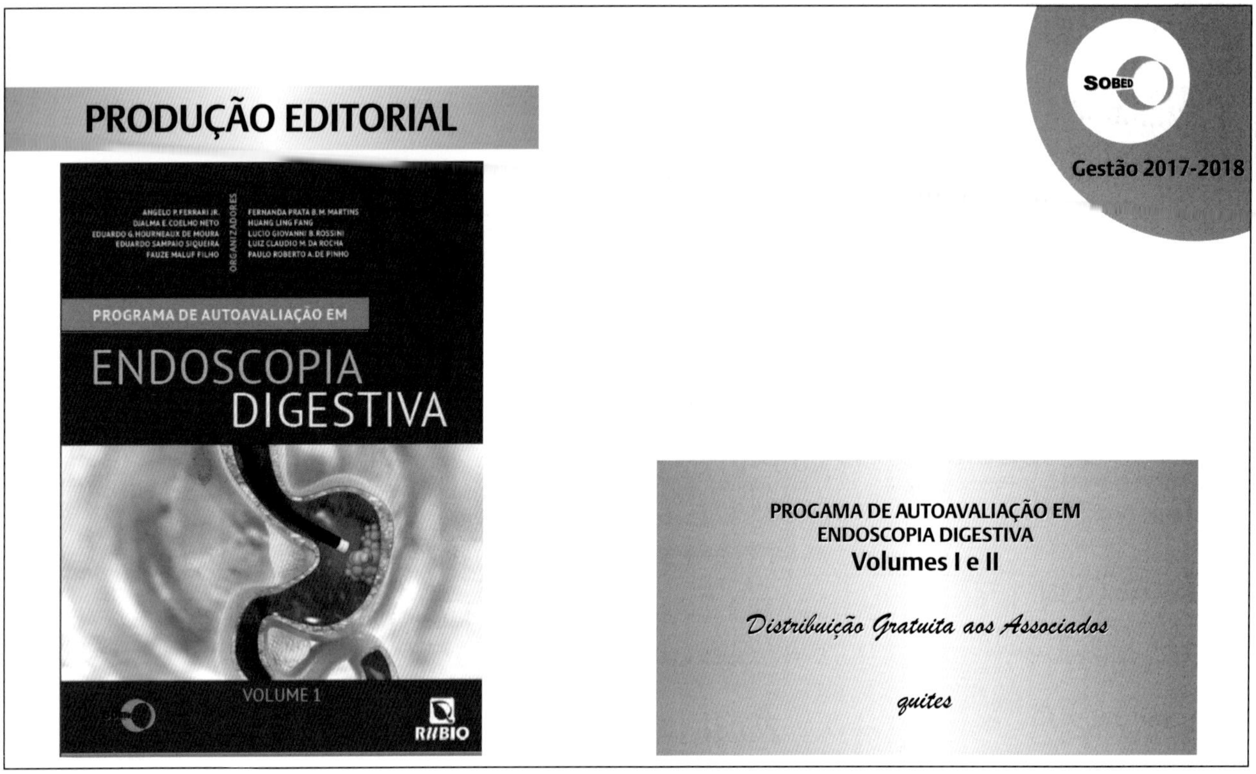

Fig. 8-6.

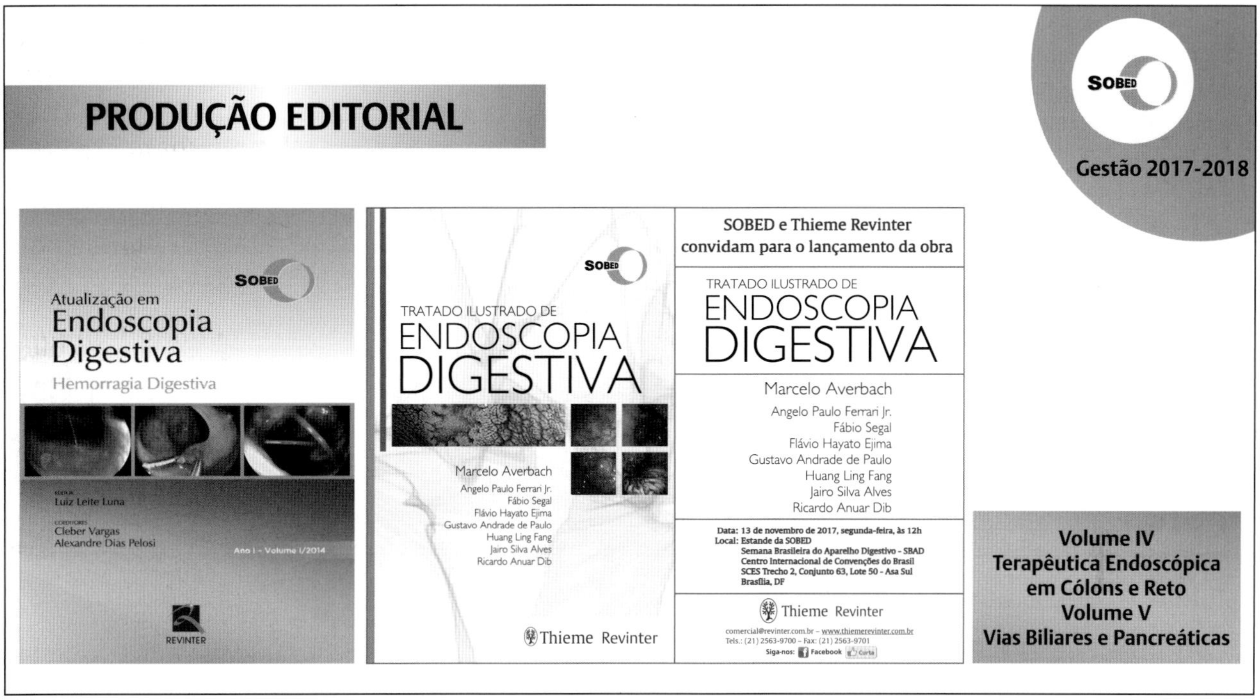

Fig. 8-7.

Outro foco de importância para essa gestão são os cursos de formação, atualização e desenvolvimento profissional, voltados para o desenvolvimento técnico-científico, além do apoio ao treinamento administrativo e de enfermagem, já tendo sido realizadas 21 edições (Fig. 8-8)

CURSOS: FORMAÇÃO, ATUALIZAÇÃO E DESENVOLVIMENTO PROFISSIONAL
Até abril de 2018

SOBED Gestão 2017-2018

CURSOS	LOCAL	EDIÇÕES	INSCRITOS
Teste seus Conhecimentos Baseado em Evidencias	ES - DF	2	607
Ecoendoscopia	DF	1	70
Endoscopia Bariátrica	DF	1	154
Endosutura Gástrica	ES - DF	2	66
Hands on – Técnicas Avançadas em ED	ES - DF	2	75
Oficina Balão Intragástrico	ES - DF	2	41
SAVE – ED	ES - DF	3	69
SAVE – Enfermagem	ES - DF	3	105
Administração/Finanças Clínicas	DF	1	159
Hands on – Enfermagem em Endoscopia	DF	1	67
Simpósio de Enfermagem	ES - DF	2	220
Curso ao Vivo	DF	1	500
Total		21	2133

Fig. 8-8.

A Semana Brasileira do Sistema digestório (SBAD) e o Simpósio Internacional de Endoscopia Digestiva em Vitória apresentaram recorde de público e uma alta qualidade científica, contando com a participação de 22 convidados internacionais da SOBED, com expectativa de sucesso semelhante na XVII SBAD/Congresso Panamericano em 2018 (Fig. 8-9).

Científica e Editorial – Cursos

SOBED Gestão 2017-2018

EVENTOS INSTITUCIONAIS	EDIÇÕES	INSCRITOS
XVII Semana Brasileira do Aparelho Digestivo Semana Panamericana de las Enfermedades Digestivas	SP-2018	7000*
XVI Semana Brasileira do Aparelho Digestivo	SP-2017	5084
XII Simpósio Internacional de Endoscopia Digestiva	PB-2018	1200*
XI Simpósio Internacional de Endoscopia Digestiva	ES-2017	476
Fórum de Estudos Estratégicos	DF17-SP18	75

* *Previsão*

Fig. 8-9.

A comissão de relações internacionais, coordenada pelo Dr. Glaciomar Machado, tem realizado um trabalho bastante promissor de aproximação com as entidades internacionais, com cursos em parceria com a JGES (Sociedade Japonesa de Endoscopia), a ASGE (Sociedade Americana de Endoscopia Digestiva), a ESGE (Sociedade Europeia de Endoscopia Gastrointestinal), a SIED (Sociedade Panamericana de Endoscopia Digestiva, além da WEO (Organização Mundial de Endoscopia), que culminou com a escolha do Brasil para sediar o ENDO 2020 (II Congresso Mundial de Endoscopia Digestiva) em março de 2020, no Rio de Janeiro (Fig. 8-10).

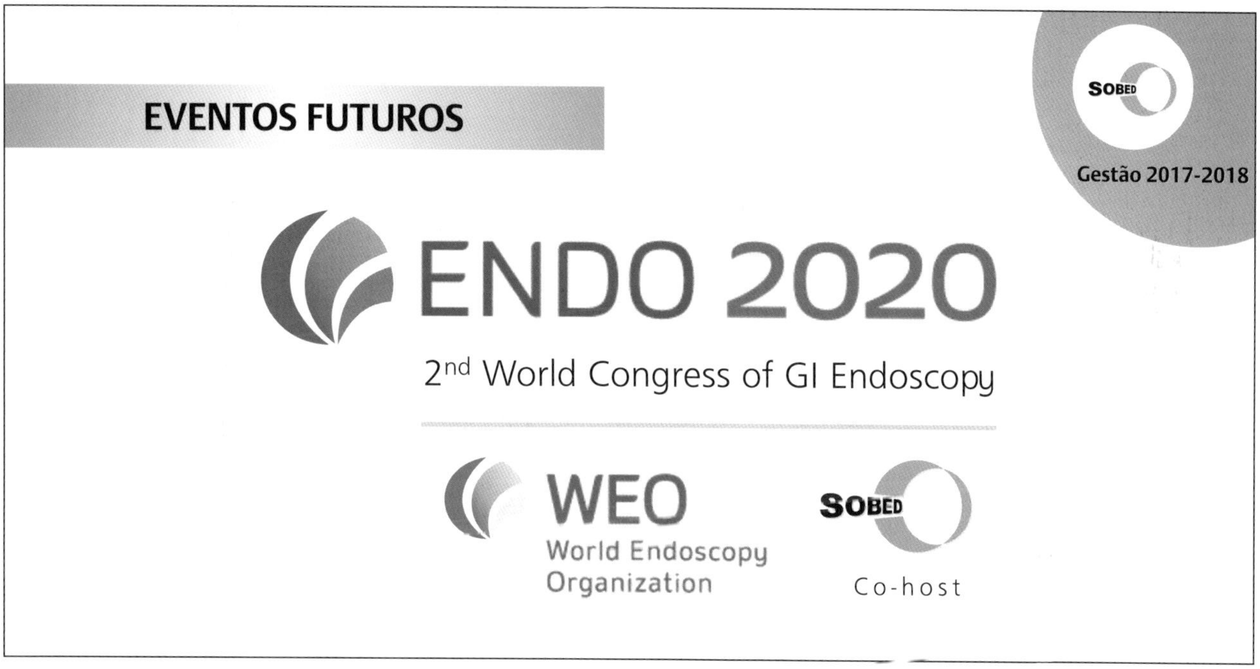

Fig. 8-10.

A comissão de diretrizes e protocolos produziu diretrizes homologadas pela AMB sobre "Sedação em Endoscopia Gastrointestinal I: conceitos, riscos e comorbidades" e "Sedação em Endoscopia Gastrointestinal II: preparo, monitorização, medicações e alta hospitalar", e realiza revisão na diretriz "Limpeza e Desinfecção, Esterilização e Armazenamento de Aparelhos e Acessórios em Endoscopia Gastrointestinal". Vale ressaltar o trabalho árduo dessa comissão que tem enfrentado inúmeras barreiras para conduzir essas diretrizes, em função de interesses de outras sociedades de especialidades.

Os projetos sociais desenvolvidos pela SOBED têm como função a educação da população quanto à necessidade de prevenção e tratamento, além de colocar a especialidade na mídia de forma positiva, mostrando a sua importância. Temos realizado o "Bem Estar Global", com o apoio das estaduais e com a parceria da Sociedade de Coloproctologia e da Federação Brasileira de Gastroenterologia, gerando uma repercussão bastante positiva da especialidade (Figs. 8-11 e 8-12). Outro projeto de suma importância é o de *screening* colorretal coordenado pelo Dr. Lix Alfredo Reis de Oliveira, que tem tido reconhecimento nacional e internacional pelo trabalho que vem desenvolvendo (Fig. 8-13).

Projetos Sociais
Bem Estar Global

Gestão 2017-2018

DATA/LOCAL	TEMA	ATENDIMENTO	PARCERIAS
05/05/2017 GOIÂNIA - GO	SOBED E SBCP JUNTAS CONTRA O CÂNCER COLORRETAL	400	SOBED SOBED GO HOSP. CÂNCER BARRETOS SBCP
18/08/2017 FORTALEZA - CE	CÂNCER GÁSTRICO	600	SOBED SOBED CE - SOCIEDADE CEARENSE DE GASTROENTEROLOGIA
06/10/2017 BRASÍLIA - DF	DOENÇA DO REFLUXO - DRGE	500	SOBED SOBED DF FBG DF
11/05/2018 GOIÂNIA - GO	PREVENÇÃO DO CÂNCER COLORRETAL	500	LABORMED BOSTON

Fig. 8-11.

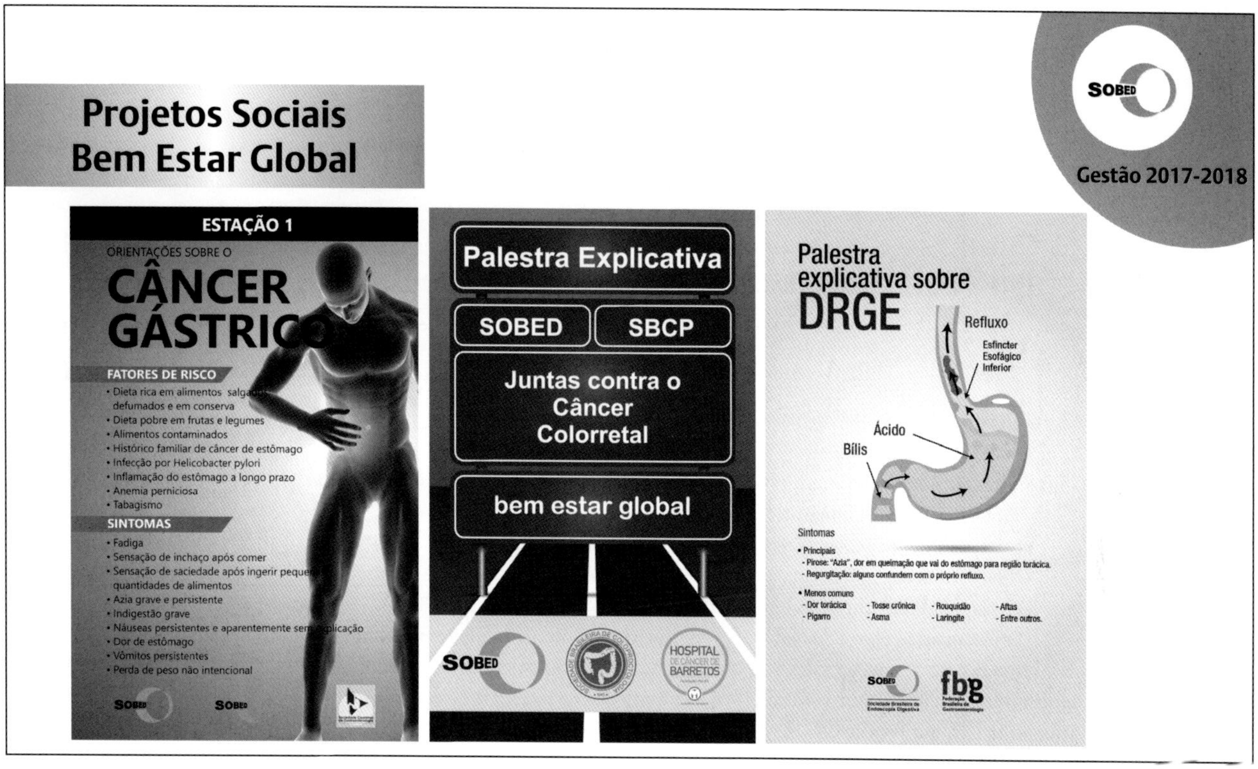

Fig. 8-12.

Projetos Sociais
Mutirão

Gestão 2017-2018

EDIÇÃO	CET/SERVIÇO	ATENDIMENTO	APOIO
9º BARRETOS – SP 25/03/2017	HOSPITAL DE CÂNCER DE BARRETOS	50 EXAMES	LABORMED FUJIFILM BOSTON
10º VITÓRIA – ES 17 E 18 /05/2017	HOSPITAL UNIVERSITÁRIO CASSIANO ANTÔNIO DE MORAES	100 EXAMES	FUJIFILM BOSTON
11º FOZ DO IGUAÇÚ – PR 19/09/2017	HOSPITAL MINISTRO COSTA CAVALCANTI	50 EXAMES	FUJIFILM BOSTON SBCP
12º JOÃO PESSOA – PB	HOSPITAL UNIVERSITÁRIO LAURO WANDERLEY	100 EXAMES	LABORMED BOSTON

Fig. 8-13.

A comissão de ética, defesa profissional e honorários médicos, coordenada pela Dra. Ana Zucaro, têm realizado um trabalho em várias frentes para que possamos trabalhar de forma digna (Fig. 8-14).

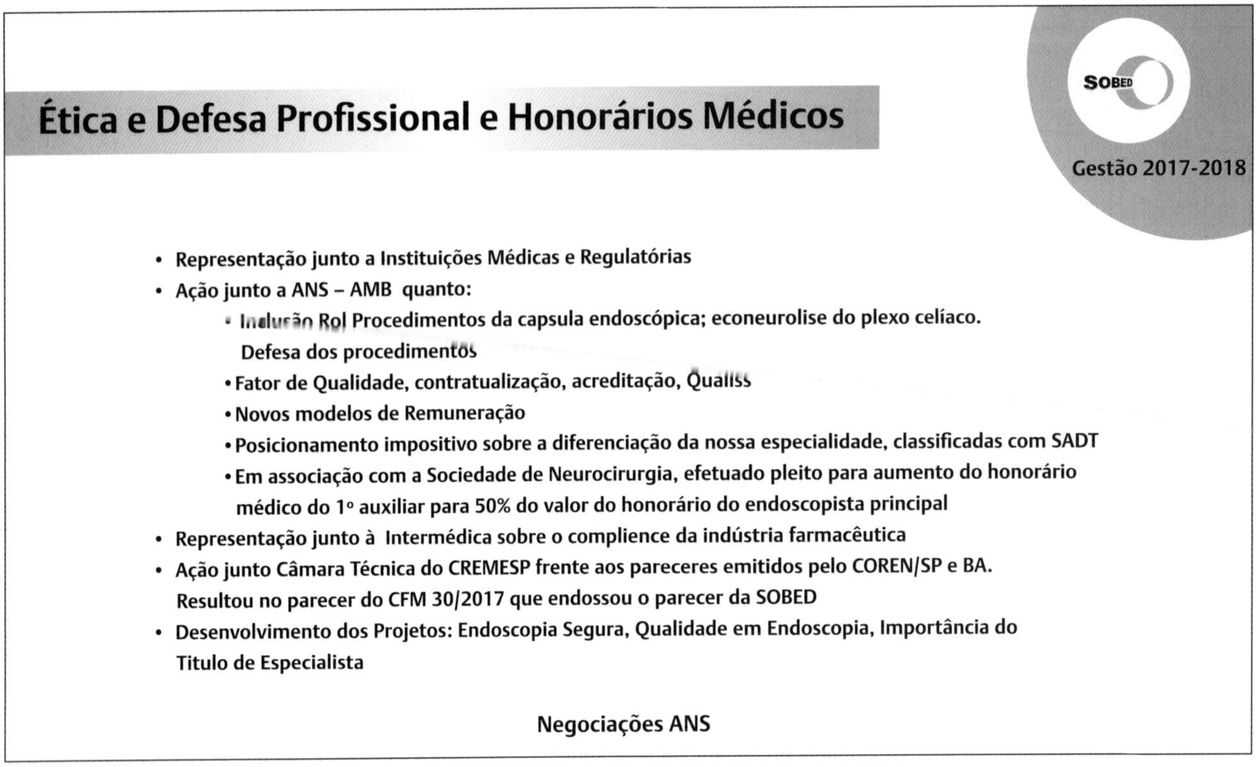

Fig. 8-14.

A SOBED é uma sociedade jovem, que necessita crescer e evoluir, com um planejamento estratégico que independa de lideranças, uma vez que as diretorias passam por um período muito curto no comando da entidade.

Agradeço profundamente aos meus antecessores, diretoria, comissões, associados e funcionários que me ajudaram e ajudam a trilhar esses dois anos de difícil, mas prazerosa experiência.

9 OS PLANOS PARA O FUTURO PRÓXIMO

Jairo Silva Alves

Como vimos, a história da endoscopia brasileira, no que diz respeito à prática e ao aprendizado, confunde-se com a história da endoscopia mundial.

A história da SOBED se sobrepõe à da endoscopia no nosso país. Os fundadores da SOBED, já na sua concepção, criaram uma sociedade forte, balizada por princípios éticos fundamentados na educação, na pesquisa e na boa prática médica. Os primeiros endoscopistas brasileiros, na sua grande maioria, pertenciam ao corpo clínico de Hospitais Universitários, que contavam com excelentes professores, e que foram buscar na origem (Estados Unidos, Japão, França e Alemanha) o aprendizado em endoscopia digestiva. Uma vez congregados nesta nova sociedade médica, passaram a compartilhar os conhecimentos adquiridos, difundindo o novo método propedêutico.

Realmente, no seu início, a prática da endoscopia digestiva mostrava-se intrinsecamente ligada à gastroenterologia como método propedêutico. A partir da década de 80, passou a assumir papel terapêutico decisivo para várias patologias gastrointestinais. A endoscopia digestiva aprimorou sua capacidade decisiva complementar de método propedêutico e assumiu papel relevante na terapêutica das doenças digestivas.

Hoje, além da gastroenterologia e da cirurgia do sistema digestório, o endoscopista tem interlocução diária com a coloproctologia, hepatologia e transplante hepático, pediatria, imunologia e oncologia, entre outros. Por isso, o endoscopista do sistema digestório atual necessita de formação adequada, em período integral e por tempo e com grade definidos.

A SOBED, desde sua criação, acompanhou esta evolução e buscou trazer o futuro para todos os que praticam a especialidade. Tem representantes em todo o território nacional e assento em todas as entidades médicas.

O futuro foi plantado na sua criação e regado por cada associado que realiza a boa prática, que aprende técnicas novas, que pesquisa, que publica e que ensina. A SOBED congrega os especialistas brasileiros em endoscopia digestiva. Embora alguns, presos no passado, ainda teimem em enxergar a prática endoscópica apenas como método complementar propedêutico, todos os endoscopistas "sobedianos" sabem que são especialistas em endoscopia digestiva. O futuro da SOBED, portanto, está na manutenção da luta de cada diretoria para a adequada designação aos excelentes especialistas em endoscopia digestiva, balizados pela SOBED e referendada pela AMB. O futuro é uma página escrita pelo planejamento adequado, para consolidação de todas as conquistas e para incorporação de todos os avanços que a endoscopia moderna vem buscando incessantemente.

A Sociedade Brasileira de Endoscopia Digestiva não tem dúvidas sobre o seu papel junto à sociedade civil. Sem qualquer movimento corporativista, todos os seus membros, estatutariamente, se comprometem com a excelência técnica, princípios éticos, condições de trabalho e remuneração. Tem composição definida por diretoria eleita bianualmente, conselho deliberativo, comissões estatutárias, comissões não estatutárias e núcleos de estudos de diferentes técnicas. As seis comissões estatutárias buscam garantir os requisitos para admissão de novos membros, sua titulação baseada em critérios propostos e revistos periodicamente em edital e por meio de teste de proficiência, a acreditação de centros de treinamento em endoscopia que cumpram os requisitos mínimos, a atualização de seus membros em encontros científicos locais ou nacionais, publicação de livros e revistas, eleição das diretorias e o cumprimento de todos os preceitos éticos para o paciente e para o médico. Nenhuma destas comissões é estática e, embora cumpram muito bem o seu papel, necessitam ser revistas, periodicamente, com as modificações estatutárias pertinentes.

Para os próximos dois anos já estão avançados os estudos para aperfeiçoamento da comissão de admissão e de título de especialista em endoscopia digestiva. A definição destas alterações, em busca de aperfeiçoamento, passa obrigatoriamente por negociação com a AMB. A SOBED trabalha incessantemente para que a AMB reafirme o entendimento da endoscopia digestiva como especialidade e, para isso, tem uma comissão estatutária de acreditação de todos os centros que ensinam endoscopia no país, com a qualidade necessária. Esta comissão, também tem a função de reavaliar os centros já acreditados. Tem função de grande importância dentro do organograma qualitativo existente, e há necessidade de composição e diálogo contínuo com a comissão do título de especialista.

A função de disseminação de conhecimento sobre novas técnicas endoscópicas e estabelecimento de condutas balizadas pela SOBED é realizada por comissões não estatutárias. A comissão de cursos, neste futuro próximo, terá coordenação única para disseminação e treinamento de novas técnicas endoscópicas e suporte avançado de vida. A realização de cursos *hands-on* em modelos e do curso de "Suporte Avançado de Vida em Endoscopia (SAVE)" é planejada para alcançar os sobedianos de todo o país e independe da realização dos grandes congressos ou simpósios.

Já foram iniciados estudos e tratativas para a construção de um Centro de Treinamento de Técnicas Endoscópicas em local de fácil acesso e com custos adequados, patrocinados pela indústria de aparelhos e insumos. A interlocução dos Centros de Treinamento em Endoscopia e os programas de residência em endoscopia de todo o país com este Centro de Treinamento Técnico facilitará a obtenção de qualificação, aperfeiçoamento e de conhecimento pelos endoscopistas de diferentes regiões.

Até que sejam definidas regras claras sobre o perfil do endoscopista a ser formado no país, a SOBED deve incentivar a acreditação de novos Centros de Ensino e Treinamento em Endoscopia (CETs), de acordo com as normas existentes, já bem-definidas. Faltam CETs na maioria das Unidades Estaduais, e há necessidade de criação de novas Residências em Endoscopia. A comissão de acreditação dos CETs deverá realizar avaliação do potencial para residência em endoscopia nas Unidades Estaduais, fornecer consultoria para estabelecimento destes programas e implementar os CETs onde não houver possibilidade do estabelecimento de programa de residência em endoscopia digestiva.

O diálogo com as Sociedades de Gastroenterologia, Coloproctologia e de Cirurgia do Sistema Digestório deverá ser direcionado para compreensão dessa mudança de paradigma. Como estratégia, as comissões de TEE e CETs deverão ter, entre seus membros, profissionais provenientes destas três áreas, o que facilitará o diálogo e a troca de informações.

A busca contínua pela qualidade, já existente na parceria SOBED-ANVISA, na construção da RDC da Endoscopia também está presente na parceria com a AMB, por meio da comissão de Diretrizes e Protocolos. Foi iniciado o treinamento e instrumentação dos membros desta comissão para a construção de Diretrizes sobre diferentes e relevantes temas. Guias de conduta, cientificamente balizados, estão sendo publicados e revisados, dentro de normas mundialmente aceitas. Para os próximos anos uma ampla revisão do Guia de Limpeza e Desinfecção, em parceria com o departamento de Enfermagem em Endoscopia Digestiva e após consulta pública, será apresentada à Sociedade.

A Comissão de Mutirões e/para Prevenção do Câncer Colorretal, iniciada há quatro anos, desenvolve trabalho crescente, com parceria junto a organizações internacionais (WEO) e está presente em todos os grandes congressos da SOBED. Sua relevância impõe revisão da sua estrutura, demanda e cronograma, que será implementado pela comissão nacional, buscando descentralizar as ações, mas com orientação e selo da SOBED.

A SOBED tornou-se uma grande sociedade médica, que demanda soluções de gestão complexas e que devem ser bem estruturadas. Apresenta recursos limitados provenientes das anuidades, da realização dos congressos e da venda de produtos. Tornou-se uma excelente marca, mas com custos elevados para sua manutenção. As gestões futuras devem trabalhar com a possibilidade de ampliação de venda e criação de novos produtos, com esta marca.

O Planejamento Estratégico de Gestão (no biênio e plurianual) deve estabelecer metas de resultado a curto, médio e longo prazo, pois a manutenção desta sociedade forte exige uma contrapartida de excelência para os associados com diferentes níveis de expectativa. O investimento na formação de lideranças, que acreditam nos benefícios da congregação, constitui o alicerce para qualquer planejamento a longo prazo. Embora a SOBED já venha caminhando nesta direção por meio de diferentes movimentos como a incorporação de membros jovens nas suas comissões, da realização dos diversos cursos, do incentivo à apresentação de trabalhos científicos em congressos, da criação dos vários núcleos, há a necessidade da confluência destas ações. A partir do próximo ano, uma agenda específica para participação dos jovens endoscopistas fará parte da grade dos congressos da sociedade. Ainda, dentro deste princípio, deverá ocorrer investimento crescente na profissionalização dos gestores, com melhora crescente da participação e atividade de controladoria interna e auditoria.

A SOBED conta com representações fortes nas unidades estaduais, comprometidas, eleitas democraticamente e com o mesmo compromisso estatutário da representação nacional. Participa ativamente dos principais encontros de endoscopia mundiais e se tornou nestes 42 anos a maior sociedade de endoscopia da América Latina. Em 2019, realizará o Congresso Panamericano em São Paulo. Em 2020, o Brasil sediará o Segundo Congresso Mundial de Endoscopia Digestiva, patrocinado pela WEO e copatrocinado pela SOBED, com a participação de profissionais de todos os continentes para troca de experiência e conhecimento.

O futuro desenhado toca o infinito. Os membros desta sociedade devem dar braçadas certeiras na direção traçada pelos que nos antecederam. A clareza da sua existência para defesa do trabalho para a população e para seus associados, a representação nas entidades médicas nacionais e participação crescente nas associações internacionais de endoscopia, a defesa profissional dos associados com acreditação baseada na proficiência, a busca pela remuneração justa, o incentivo às gerações novas e a incansável luta pela recuperação de uma titulação que demonstre nossa identidade e papel, devem estar pautados em todos os próximos programas de planejamento de gestão.

10 EPÍLOGO

Glaciomar Machado

Espero ter oferecido aos leitores, especialmente aos sobedianos, uma narrativa detalhada dos dias vividos pelos pioneiros.

Em resumo, passamos a ser conhecidos desde a apresentação dos dois trabalhos sobre ***Gastrocâmara*** em uma sessão de temas-livres, no XIX Congresso Brasileiro de Gastroenterologia, em 1967, em Salvador. A partir daí, as oportunidades surgiram em sequência com o colóquio ***Gastrocâmara*** em Araxá, em 1970, no XXII Congresso Brasileiro de Gastroenterologia; com a inclusão do colóquio **Endoscopia em Gastroenterologia** na programação científica do XXIII Congresso Brasileiro de Gastroenterologia, realizado em Brasília em 1972 e com a criação do **Dia da Endoscopia,** no qual se realizou o simpósio **Endoscopia Digestiva Brasileira Contemporânea**, no XXIV Congresso Brasileiro de Gastroenterologia, em Petrópolis, em 1974. Finalmente, em 1976, em Salvador, ocorreu o **I Congresso Brasileiro de Endoscopia Digestiva**, realizado juntamente com o XXV Congresso Brasileiro de Gastroenterologia.

Em 1972, recebemos, para nossa surpresa, o suporte de renomados cirurgiões e gastrenterologistas clínicos, assinando a **PETIÇÃO DE BRASÍLIA**, na qual solicitávamos a criação de uma Secção de Endoscopia Digestiva na Federação Brasileira de Gastroenterologia. Esta adesão motivou a realização do I Seminário Brasileiro de Endoscopia Digestiva no Rio de Janeiro, em 1973, com o objetivo de reunir os endoscopistas já existentes no Brasil e de divulgar a "especialidade" entre clínicos e cirurgiões – em última análise, aqueles que nos encaminham os seus pacientes para se submeterem a algum procedimento endoscópico.

Acompanhamos, com perplexidade, a **resposta negativa** de uma comissão designada pela diretoria executiva da FBG para estudar a referida petição de Brasília. Isto resultou na decisão de criar, em 1975, na cidade de Curitiba, uma sociedade independente, de âmbito nacional, por 14 endoscopistas denominados, carinhosamente por Luiz Felipe de Paula Soares, **os quatorze de Curitiba**. Tal decisão foi referendada em Salvador em 1976 com a fundação da SOBED e a posse de sua primeira diretoria, presidida por José Martins Job.

Neste curto espaço de tempo (1967-1976), a SOBED cresceu, não somente como sociedade independente, mas também pela reconhecida qualificação de seus associados. Neste meio tempo, fomos admitidos pela Associação Médica Brasileira como Especialidade Médica, o que permitiu criarmos **normas para a obtenção do título de especialista em endoscopia digestiva,** aplicadas desde o primeiro concurso para esta finalidade, realizado em Campinas, em 1983.

Apesar do reconhecimento da posição inconteste que a endoscopia digestiva tem ocupado, tanto no diagnóstico como no tratamento das doenças gastrenterológicas, **perdemos uma de nossas maiores aquisições: o reconhecimento da endoscopia digestiva como especialidade médica!**

Em determinado momento, a AMB decidiu rever o seu Departamento Científico, e a Endoscopia Digestiva foi excluída como especialidade.

A partir de então, nossas sucessivas diretorias têm lutado para reaver a nossa posição, hoje com reais possibilidades de êxito. Transcrevo abaixo a contribuição que prestei nesse sentido, com pequenos ajustes, atendendo à solicitação de um de nossos Presidentes.

"Até os anos 60, a endoscopia era considerada um método exótico. A incorporação definitiva das fibras de vidro aos aparelhos por Basil Hirschovitz foi saudada por uma explosão de publicações científicas, congressos, seminários, simpósios, cursos e atividades associativas. Num crescente sem precedentes, foram incorporadas imagens de alta definição, de qualidade insuperável e detalhada (***N**arrow **B**and **I**maging*), capturadas por aparelhagem cada vez mais sofisticada, na qual não falta a redução significativa de seu diâmetro, sem prejuízo à coleta de material suficiente para estudo histopatológico e à execução de procedimentos terapêuticos os mais diversos, até há bem poucos anos, inimagináveis, e somente abordados pelos cirurgiões.

Na década de 70, a fase de discussão do valor da endoscopia diagnóstica já havia sido superada. Já estava estabelecido que o método era capaz de alterar totalmente a abordagem terapêutica de determinado paciente, por possibilitar o diagnóstico correto desta ou daquela afecção o que, frequentemente, levava a mudanças radicais na conduta inicialmente tida como correta para aquele caso. Assim, pacientes programados inicialmente para tratamento clínico tinham, na verdade, indicação cirúrgica e vice-versa, graças ao esclarecimento de seu diagnóstico pela endoscopia.

Foi, nesta mesma década, que a Endoscopia Terapêutica iniciou seu papel definitivo como alternativa de tratamento de diversas afecções do sistema digestório. Até então, já era possível extrair corpos estranhos localizados na porção proximal do tubo digestivo; Craaford & Frenckner comunicaram a realização de escleroterapia de varizes esofagianas em 1939; em 1971, Deyhle removeu endoscopicamente pólipos localizados no cólon proximal e, logo a seguir, Classen & Demling fizeram o mesmo com pólipos gástricos. Em 1974, a endoscopia marcou definitivamente sua posição de especialidade com a introdução da papilotomia endoscópica por Classen & Demling, para possibilitar a extração endoscópica de cálculos localizados no hepatocolédoco em pacientes colecistectomizados.

A partir desta data e, sucessivamente, surgiram técnicas terapêuticas endoscópicas as mais diversas, como a dilatação do esôfago com ogivas, velas e balões sob controle visual, a colocação de endopróteses para paliação de tumores localizados no esôfago, estômago, vias biliares e pancreáticas e cólon; a secção de estenoses esofagianas e colônicas pós-cirúrgicas; gastrostomia, jejunostomia e cecostomia; tratamento de hemorragia aguda, quer pela injeção de hemostáticos diretamente sobre as lesões sangrantes (esclerosantes, álcool absoluto, adrenalina etc.), quer pela utilização de endoclipes, eletrocoagulação bipolar, *heater probe*, plasma de Argônio ou raios *laser*, estes últimos também empregados para tunelização paliativa de tumores inoperáveis localizados no esôfago, estômago ou cólon; a remoção de tumores malignos restritos à mucosa e à submucosa (mucossectomia e dissecção submucosa) em pacientes que representem alto risco cirúrgico. As lesões localizadas no intestino delgado, considerado um segmento inacessível, anteriormente visitado apenas pela radiologia por meio do estudo contrastado do trânsito intestinal, já podem ser estudadas e seu diagnóstico estabelecido pela cápsula endoscópica. Uma vez diagnosticadas, há real possibilidade de serem tratadas por meio dos videoenteroscópios. A papilotomia endoscópica teve suas indicações ampliadas e, atualmente, é o tratamento de escolha para os pacientes com colangite hipertensiva aguda e, igualmente, para a pancreatite aguda biliar. Surgiram a coledocoduodenostomia endoscópica, a colocação de substâncias radioativas em hepatocolédoco (*internal irradiation – afterloading technique*) na tentativa de tratamento de tumores malignos ali localizados. Mais recentemente, surgiu a litotomia de cálculos biliares de grandes dimensões, quer mecanicamente, quer com ultrassom, raios *laser* ou ondas de choque sob visão direta, através do *spyglass*, um videocoledocopancreatoscópio que permite a visualização da árvore bileopancreática por via oral. Os sofisticados transdutores ultrassonográficos já estão incorporados aos endoscópios, hoje indispensáveis para o estadiamento dos tumores gastrointestinais e para o diagnóstico correto de tumores de pequenas dimensões localizados nas vias biliopancreáticas mediante a sua punção com agulhas. Já está consagrada a erradicação de epitélio metaplásico de Barrett (lesão esofagiana pré-maligna) por via endoscópica, utilizando eletrofulguração deste epitélio por radiofrequência, plasma de Argônio, mucosectomia, dissecção submucosa ou terapêutica fotodinâmica (PDT). Até poucos anos atrás, esta condição era abordada somente por esofagectomia.

A esses procedimentos terapêuticos, associaram-se equipamentos os mais sofisticados como a endomicroscopia confocal a *laser*, que possibilita a histologia em tempo real ou a biópsia virtual ao mesmo tempo da realização da endoscopia.

Desde 1984, a videoendoscopia, além de gerar imagens de qualidade superior, oferece também a possibilidade de sua documentação científica, que a torna indispensável nos centros de treinamento especializado.

É necessário lembrar que toda essa sofisticação tecnológica não tem limites, pois a cada dia, somos informados do lançamento de endoscópios e acessórios, recém-concebidos, abrindo novos horizontes para o desenvolvimento de novas técnicas para o diagnóstico e, particularmente, a terapêutica.

A combinação de toda esta sofisticação com um número cada vez maior de endoscopistas capacitados foi acompanhada de uma crescente necessidade de sua organização associativa. Rapidamente surgiram sociedades de endoscopia digestiva em todo o mundo. Como resultante, a necessidade de comunicação a nível internacional tornou-se imperativa, e sociedades continentais foram criadas.

Em 1964, foi fundada a *European Society for Gastrointestinal Endoscopy* (ESGE); em 1966 a *Asian-Pacific Society for Digestive Endoscopy* (APSDE) reuniu-se pela primeira vez em Tóquio, e, em 1973, foi criada a Sociedade InterAmericana de Endoscopia Digestiva (SIED) em Buenos Aires.

Os movimentos iniciais no sentido da criação de uma Sociedade Internacional que congregasse todos os endoscopistas do sistema digestório ocorreram em 1962, em Munique; um anteprojeto de estatutos foi aprovado em Bruxelas em 1964, e o primeiro Congresso Internacional de Endoscopia Digestiva foi realizado em Tóquio em 1966, com cerca de 700 convencionais. Os estatutos previam que a Sociedade Internacional seria constituída pelas Sociedades Nacionais de Endoscopia Digestiva de todos os países. Hoje, a Sociedade Mundial de Endoscopia Digestiva (OMED/WEO) congrega mais de 70 países agrupadas em três zonas continentais – (1) Asiática ("Asian-Pacific Society for Digestive Endoscopy – APSDE), (2) Europeia ("European Society for Gastrointestinal Endoscopy" – ESGE) e (3) Panamericana ("Sociedade InterAmericana de Endoscopia Digestiva" – SIED).

O Brasil participou ativamente da fundação da Sociedade InterAmericana em 1973 (SIED), com José Martins Job, Akira Nakadaira, José de Souza Meirelles Filho e Glaciomar Machado, tendo contribuído com quatro Presidentes – José Martins Job (Rio Grande do Sul), Glaciomar Machado (Rio de Janeiro), Ismael Maguilnik (Rio Grande do Sul) e Júlio Pereira Lima (Rio Grande do Sul), e sediando, por duas vezes, o Congresso Panamericano de Endoscopia Digestiva – no Rio de Janeiro e em Belo Horizonte.*

Quanto à Organização Mundial de Endoscopia Digestiva (OMED/WEO), o Brasil teve a honra de ter sido eleito para organizar e sediar o Congresso Mundial da especialidade em 1986, realizado em São Paulo.** Note-se que o Brasil é o único país latino-americano a merecer tamanha honraria, sendo que José Martins Job (Rio Grande do Sul) foi Secretário-Geral desta entidade, de 1974-1976 e Glaciomar Machado (Rio de Janeiro), Presidente entre 1998 e 2002, tendo Alexandre Abrão Neto (Rio de Janeiro) como Secretário-Geral. No Congresso

*Em 2018, nosso País sediará, mais uma vez, o Congresso Panamericano de Endoscopia Digestiva, na cidade de São Paulo.

O Brasil será sede do II Congresso Mundial de Endoscopia Digestiva em 2020, no Rio de Janeiro. **Nota de esclarecimento: as Associações Mundiais de Gastroenterologia (WGO) e de Endoscopia Digestiva (WEO) organizavam congressos conjuntamente, mas resolveram fazer, separada e independentemente, o seu próprio congresso, em locais (países) diferentes. O I Congresso Mundial de Endoscopia Digestiva foi realizado na Índia em 2016..

Mundial realizado no Canadá, em 2005, Glaciomar Machado foi agraciado com o título de Presidente-honorário.

Este sumário da história das entidades associativas internacionais (OMED/WEO e SIED) demonstra que o Brasil vem ocupando lugar de destaque no cenário mundial da moderna endoscopia digestiva e, certamente, a posição de liderança na América Latina. Nosso País tem raízes para justificar tal posição, pois tivemos a primazia de acolher o Prof. Rudolf Schindler, o homem que implantou definitivamente a endoscopia digestiva na medicina, empregando o seu aparelho "semiflexível" em 1928. Em Belo Horizonte, Schindler foi Professor na Universidade Federal de Minas Gerais, por cerca de três anos (1959-1962). Já em 30 de novembro de 1931, Jorge de Araújo Pereira apresenta a tese de doutorado **Gastroscopia**, na Cadeira de Clínica Cirúrgica da Faculdade Nacional de Medicina (Rio de Janeiro), trabalho pioneiro, aprovada com distinção.

Cerca de trezentos brasileiros interessados em endoscopia digestiva reuniram-se pela primeira vez no Rio de Janeiro em 1973 (I Seminário Brasileiro de Endoscopia Digestiva, organizado por Glaciomar Machado), que se repete ininterruptamente, desde então, em diferentes cidades do País.

No momento, a cada ano, gastroenterologistas (Federação Brasileira de Gastroenterologia), endoscopistas (Sociedade Brasileira de Endoscopia Digestiva) e cirurgiões do sistema digestório (Colégio Brasileiro de Cirurgia Digestiva), reúnem-se na "Semana Brasileira do Sistema digestório", cujo sucesso é indiscutível, com a presença de cerca de 4.000 congressistas.

Em 1976, é fundada a Sociedade Brasileira de Endoscopia Digestiva (SOBED). A SOBED estendeu-se por todo o território nacional por meio da formação de Capítulos, e sua filiação à Associação Médica Brasileira (AMB) deu-se em 1982, presidida por Mário Barreto Correia Lima. Destaca-se como uma das principais finalidades da SOBED, cuidar do aprimoramento técnico-científico de seus associados. Foram criadas **normas para treinamento em endoscopia digestiva**, adaptadas daquelas recomendadas pela WEO/SIED para os países-membros e Centros de Treinamento em Endoscopia Digestiva foram reconhecidos. Desde 1982, tendo como base as normas propostas pela AMB, a SOBED vem promovendo concursos para obtenção do **Título de Especialista em Endoscopia Digestiva**. Estes concursos têm sido aprimorados e repetidos a cada ano, sempre constituídos de duas partes: a primeira, utilizando modernos recursos audiovisuais, interativos, exige que o candidato responda corretamente o mínimo de 70% dos quesitos para se habilitar à segunda parte do concurso, o exame prático-oral. Este exame será realizado dentro do prazo de 12 meses, no hospital em que o candidato pratica a endoscopia ou em hospital universitário situado em área próxima à sua cidade. Nesta segunda parte, o candidato apresenta e discute, com uma comissão examinadora, os casos clínicos dos pacientes que serão examinados por ele em sequência.

A comissão mista de especialidades, integrada por membros da AMB, CFM e comissão nacional de residência médica, criada para unificação das especialidades médicas, levou em consideração os seguintes critérios para seu reconhecimento:

- Complexidade das patologias e acúmulo do conhecimento em uma determinada área de atuação médica que transcenda o aprendizado do curso médico e de uma área-raiz em um setor específico.
- Ter relevância epidemiológica e demanda social definida.
- Ter programa de treinamento teórico-prático, por um período mínimo de dois anos, conduzido por orientador qualificado da área específica.
- Possuir conjunto de métodos e técnicas que propiciem aumento da resolutividade diagnóstica e/ou terapêutica.
- Reunir conhecimentos que definam um núcleo de atuação própria que não possa ser englobado por especialidades já existentes.

Por tudo o que foi exposto, não há dúvida de que a Endoscopia Digestiva enquadra-se perfeitamente nos critérios adotados acima para ser reconhecida como Especialidade Médica.

Glaciomar Machado"

Em conclusão, a SOBED cresceu, não somente como sociedade representativa de um número cada vez maior de médicos que se dedicam ao exercício da arte da endoscopia, mas também pela alta qualificação de seus membros, hoje reconhecidos mundialmente. É evidente que o crescimento desta sociedade em um país de dimensões continentais, exigiu que se criassem grupos com atividades próprias obedecendo, contudo, a uma diretriz única, central, a diretoria executiva nacional, sediada na cidade de São Paulo. Assim, nasceram os diversos capítulos que compõem a SOBED de agora, cada qual representando um estado brasileiro.

Mas, a história da criação desses capítulos fica para ser descrita no Volume II da História da SOBED, que certamente virá!

Em tempo:

Procuramos transmitir, nessa narrativa, os fatos que presenciamos, vivenciamos e que constituem A HISTÓRIA DA SOBED. Assim, todos os acontecimentos aqui narrados são de exclusiva responsabilidade dos autores.